W0011587

Aidan Goggins
Glen Matten

Die Sirtuin-Diät

Jung und schlank mit Genuss

Aus dem Englischen
von Gaby van Dam

GOLDMANN

Alle Ratschläge in diesem Buch wurden von den Autoren und vom Verlag sorgfältig erwogen und geprüft. Eine Garantie kann dennoch nicht übernommen werden. Eine Haftung der Autoren beziehungsweise des Verlags und seiner Beauftragten für Personen-, Sach- und Vermögensschäden ist daher ausgeschlossen. Bitte konsultieren Sie im Zweifel einen Arzt für medizinische Beratung.

Sollte diese Publikation Links auf Webseiten Dritter enthalten, so übernehmen wir für deren Inhalte keine Haftung, da wir uns diese nicht zu eigen machen, sondern lediglich auf deren Stand zum Zeitpunkt der Erstveröffentlichung verweisen.

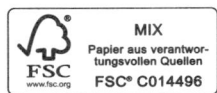

Verlagsgruppe Random House FSC® N001967

Dieses Buch ist auch als E-Book erhältlich.

2. Auflage
Deutsche Erstausgabe März 2017
Wilhelm Goldmann Verlag, München,
in der Verlagsgruppe Random House GmbH
Copyright © 2017 der deutschsprachigen Ausgabe
Wilhelm Goldmann Verlag, München,
in der Verlagsgruppe Random House GmbH,
Neumarkter Straße 28, 81673 München
Copyright © 2016 der Originalausgabe: Aidan Goggins und Glen Matten
Originaltitel: *The Sirtfood Diet. The Revolutionary Plan for Health and Weight Loss*
Originalverlag: Yellow Kite, an imprint of Hodder & Stoughton,
an Hachette UK company
Umschlag: Uno Werbeagentur, München
Umschlagmotiv: FinePic®, München
Redaktion: Ruth Wiebusch
Satz: Uhl + Massopust, Aalen
Druck und Bindung: GGP Media GmbH, Pößneck
JE · Herstellung: kw
Printed in Germany
ISBN 978-3-442-17659-5
www.goldmann-verlag.de

Besuchen Sie den Goldmann Verlag im Netz:

Inhalt

Einleitung

Als Experten in der Ernährungsmedizin und Autoren des preisgekrönten Buches *The Health Delusion* sind wir, wie wir glauben, gut aufgestellt, um im Bereich der Gesundheit die Spreu vom Weizen zu trennen. Diäten gegenüber sind wir dementsprechend äußerst skeptisch – es verhält sich mit ihnen kaum anders als mit den Jahreszeiten oder der Mode: Trenddiäten kommen und gehen. Zwar eignen sie sich, um kurzfristig einen gewissen Gewichtsverlust zu erzielen, auf lange Sicht sind sie jedoch von einer spektakulären Misserfolgsquote gekennzeichnet. Das erreichte Gewicht kann man einfach nicht halten, und so sind die Menschen größtenteils wieder da, wo sie angefangen haben, in den meisten Fällen sogar noch mit ein paar Pfunden extra. Von den Millionen, die in diesem Jahr eine der angesagten Diäten verfolgen, werden weniger als ein Prozent dauerhaft abnehmen.[1] Die leeren Versprechungen all dieser Diäten haben uns dermaßen desillusioniert, dass die Zahl der Diäthaltenden, trotz stetig steigender Übergewichts- und Adipositasrate, in den letzten

20 Jahren um über ein Drittel gesunken ist. Irgendetwas läuft da offensichtlich falsch.

Der Fairness halber müssen wir erwähnen, dass wir uns noch nie für Diäten begeistern konnten. Das heißt, bis wir die Sirtuin-Diät entdeckt haben, eine radikal neue und einfache Ernährungsform, mit der sich abnehmen *und* das erreichte Gewicht halten lässt, mit dem Zusatzbonus, im Laufe dieses Prozesses auch noch seinen Gesundheitszustand deutlich zu verbessern.

Was sind Sirtfoods?

Im Laufe der letzten Jahre hat die Gemeinde der Abnehmwilligen einen unstillbaren Heißhunger auf Modediäten entwickelt, und das aus gutem Grund. Studien zeigen, dass sich durch Fasten – sei es durch tägliche, moderate Kalorienrestriktion oder durch drastischeres, aber weniger regelmäßiges Fasten – etwa sechs Kilo innerhalb von sechs Monaten abnehmen lassen. Darüber hinaus sinkt das Erkrankungsrisiko erheblich.[2]

Wenn wir fasten, wird durch die Reduktion der körperlichen Energie das sogenannte »Schlank-Gen« aktiviert, was wiederum eine Flut von positiven Veränderungen auslöst. Die Fetteinlagerung wird gestoppt, der Körper hält den üblichen Wachstumsprozess an und begibt sich in den »Überlebensmodus«. Die Fettverbrennung wird stimuliert, und das »Haushalts-Gen«, das an der Reparation und Verjüngung unserer Zellen beteiligt ist, wird aktiviert. Die Folge sind Gewichtsverlust und eine höhere Resistenz gegen Krankheiten.

Doch das Ganze hat auch seinen Preis. Die verringerte Energiezufuhr provoziert Hunger, Reizbarkeit, Erschöpfung und den Abbau von Muskelmasse. Und hier liegt auch die Krux all dieser Diäten: Korrekt durchgeführt funktionieren sie zwar, doch die meisten fühlen sich dabei nicht sonderlich wohl und halten nicht durch. Die wichtige Frage lautet daher: Ist es möglich, von den positiven Auswirkungen einer Diät zu profitieren, ohne drastische Kalorienrestriktion und ohne die damit verbundenen zahlreichen Nachteile auf sich nehmen zu müssen?

Das führt uns zu den Sirtfoods, einer vor kurzem entdeckten Nahrungsmittelgruppe. Sirtfoods sind besonders reich an Nährstoffen, die dieselben Schlank-Enzyme zu aktivieren vermögen, wie es auch beim Fasten geschieht. Man nennt diese Enzyme Sirtuine. Erstmals sind Forscher 2003 im Rahmen einer bahnbrechenden Studie auf sie gestoßen. Die Forscher setzten sich mit Resveratrol, einem Bestandteil blauer Trauben, Rotwein und Hefe auseinander und erkannten, dass diese dieselben gesundheitlichen Vorzüge für den Menschen haben wie eine Kalorienrestriktion, mit dem zusätzlichen Vorteil, dass die Energiezufuhr nicht gedrosselt werden muss.[3] Seitdem haben Wissenschaftler entdeckt, dass weitere Bestandteile von Rotwein einen ähnlichen Effekt hervorrufen, was die gesunde Wirkung von Rotwein erklären könnte wie auch die Tatsache, dass Menschen, die regelmäßig Rotwein trinken, weniger zunehmen.[4]

In der Folge entbrannte ein enormes Interesse daran, herauszufinden, welche weiteren Lebensmittel besonders reich an diesen speziellen Nährstoffen sind, die eine solch positive Wirkung auf den Körper haben. Während einige davon wenig gebräuchlich sein dürften, wie zum Beispiel das traditionelle Gewürzkraut Liebstöckel, das kulinarisch eher in Vergessenheit geraten ist, handelt es sich bei den allermeisten Lebensmitteln um allseits bekannte und sehr geschätzte wie Olivenöl extra vergine, rote Zwiebeln, Petersilie, Chili, Grünkohl, Erdbeeren, Kapern, Tofu, Kakao, grüner Tee und sogar Kaffee.

Master-Regulatoren des Stoffwechsels

Seit ihrer Entdeckung 2003 hat die Begeisterung, was die positive Wirkung der Sirtfoods angeht, ungeahnte Ausmaße angenommen. Laut Studienergebnissen reichen die Vorzüge deutlich über den Effekt einer Kalorienrestriktion hinaus. Sirtfoods verhalten sich wie Master-Regulatoren unseres Stoffwechsels. Dabei beeinflussen sie insbesondere die Fettverbrennung, während sie gleichzeitig die Muskelmasse vergrößern und die zelluläre Fitness verbessern. Die Gesundheitsforschung erreichte den Scheitelpunkt der wichtigsten nährwertbezogenen Entdeckungen aller Zeiten. Leider wurde schließlich der falsche Kurs eingeschlagen, da die Pharmaindustrie hunderte Millionen Euro in die Forschung steckte, um eine vermarktungsfähige Wunderpille zu entwickeln, und so wurde die Ernährung immer weiter aus dem Fokus gerückt.

Wir glauben, dass dieser pharmazeutische Ansatz, der versucht, all jene komplexen pflanzlichen Nährstoffe auf ein einziges, isoliertes Medikament zu reduzieren, grundlegend falsch ist. Denn es macht unserer Ansicht nach viel mehr Sinn, diese Nährstoffe über Lebensmittel, die sie in ihrer natürlichen Form reichlich enthalten, zuzuführen, als abzuwarten, bis die Pharmaindustrie sie als vermeintliche Wunderpille komprimiert anbietet (was ohnehin wohl niemals funktionieren wird). Diese Prämisse bildete die Basis unseres Pilotversuchs, und so machten wir uns daran, eine Diät zu kreieren, die die sirtuinreichsten Quellen enthält, die derzeit bekannt sind. Und wir beobachteten ihre Wirkung.

Was die gesündesten Ernährungsformen der Welt gemeinsam haben

Während unserer Forschungsarbeiten stießen wir darauf, dass die besten Quellen für Sirtfoods in jenen kulturellen Ernährungsformen zu finden sind, die mit den niedrigsten Krankheits- und Fettleibigkeitsraten weltweit einhergehen. Angefangen bei den Kuna in Panama, die, dank ihres überaus reichlichen Verzehrs des Sirtfoods Kakao, immun gegenüber Bluthochdruck zu sein scheinen und eine bemerkenswert niedrige Rate von Adipositas, Diabetes, Krebs und vorzeitigen Todesfällen aufweisen, über Okinawa in Japan, wo eine große Bandbreite an Sirtfoods, schlanken Menschen und eine hohe Lebenserwartung Hand in Hand gehen, bis nach Indien, wo der unersättliche Heißhunger auf alles Würzige, vor allem auf Kurkuma, den Krebs auf die hinteren Plätze verwiesen hat. Und sehr zum Neid der restlichen westlichen Bevölkerung hat Fettleibigkeit im Rahmen einer traditionellen mediterranen Ernährung keine Chance. Chronische Krankheiten sind dann die Ausnahme, nicht die Regel. Olivenöl extra vergine, wildes Blattgemüse, Beeren, Rotwein, Datteln und Kräuter sind wirkungsvolle Sirtfoods und allesamt wichtige Bestandteile der Mittelmeerküche. Die wissenschaftliche Welt ist angesichts der jüngsten Erkenntnisse über die mediterrane Ernährung in Ehrfurcht erstarrt – nicht nur, weil man damit effektiver abnehmen kann als mit dem leidigen Kalorienzählen, sondern auch, weil sich so manche Krankheit damit besser in den Griff bekommen lässt als durch eine medikamentöse Behandlung.[5]

Zwar spielen Sirtfoods in der typisch westlichen Ernährung heute keine zentrale Rolle mehr, doch das war nicht immer so. Viele davon gehörten einmal als fester Bestandteil zur europäischen Küche. Wir werden Ihnen in Kürze zeigen, wie sich dieser Missstand sehr einfach beheben lässt.

Eine moderne Idee als Kern einer antiken Studie

Sirtfoods wurden erst vor kurzem wiederentdeckt. Wir wissen jedoch, dass verschiedene Kulturen im Laufe ihrer Geschichte mit ihnen Versuche angestellt haben, was ihre positiven Auswirkungen betrifft. Es existieren Aufzeichnungen über die Vorzüge der Sirtfoods, die äußerst weit zurückreichen. In der Tat waren sie sogar das Subjekt der allerersten klinischen Studie, die jemals schriftlich festgehalten wurde. Nachzulesen ist diese in der Bibel im Buch Daniel, wo sie vor über 2200 Jahren dokumentiert wurde. Damals hat man junge Männer dazu angehalten, die zu dieser Zeit als am hochwertigsten erachteten Speisen zu verzehren, damit sie gesund und körperlich fit blieben und später in den Dienst des Königs eintreten konnten. Allerdings hat eine rein pflanzliche Ernährung, wie sie Daniel stattdessen angeregt hat, innerhalb weniger Tage zu einem deutlich besseren Ergebnis geführt: »Aber Daniel nahm sich in seinem Herzen vor, dass er sich mit des Königs Speise und mit seinem Wein nicht unrein machen wollte, und bat den obersten Kämmerer, dass er sich nicht unrein machen müsste. [… Und er sprach zu ihm:] Versuch's doch mit deinen Knechten zehn Tage und lass uns Gemüse zu essen und Wasser zu trinken geben.

Und dann lass dir unser Aussehen und das der jungen Leute, die von des Königs Speise essen, zeigen; und danach magst du mit deinen Knechten tun nach dem, was du sehen wirst. Und er hörte auf sie und versuchte es mit ihnen zehn Tage. Und nach den zehn Tagen sahen sie schöner und kräftiger aus als alle jungen Leute, die von des Königs Speise aßen. Da tat der Aufseher die Speise und den Trank, die für sie bestimmt waren, weg und gab ihnen Gemüse.«[6]

Vor allem fasziniert hat uns die Beobachtung, dass unter dem Einfluss der von David propagierten Ernährung unter anderem die Muskelmasse zugenommen hat, ein Effekt, den man sich von einer rein pflanzlichen Ernährung niemals erwartet hätte. Es sei denn, es handelte sich bei diesen Pflanzen um äußerst reichhaltige Sirtfoods. Und weil wir aus historischen Quellen von den umfangreichen Gemeinsamkeiten der damals üblichen pflanzliche Kost mit der Sirtfood-reichen Mittelmeerdiät wissen, fragen wir uns, ob das Experiment Daniels wirklich in den Bereich der Märchen und Sagen einzuordnen ist? Oder ob es uns vielmehr, ohne dass wir uns dessen bewusst gewesen wären, die Antwort auf eine Frage präsentiert, die uns seit Jahrtausenden umtreibt: Wie schaffen wir es, körperlich fit, gesund und schlank zu bleiben? Sie werden feststellen, dass sich der Versuch Davids und unsere moderne Studie zur Sirtuin-Diät hinsichtlich Methode und Ergebnis verblüffend ähneln.

Die Sirtfood-Pilotstudie

Je mehr wir über Sirtfoods erfuhren, desto faszinierter waren wir. Wir begannen uns zu fragen: Was wäre, wenn wir all diese wirkungsvollen Lebensmittel kombinierten, um eine spezielle Sirtuin-Diät zu kreieren? Wir gingen davon aus, dass sich damit eine tiefgreifende Wirkung auf das Körpergewicht und den Gesundheitszustand erzielen lassen müsste, waren uns jedoch darüber im Klaren, dass es sich dabei um reine Spekulation handelte – um unsere Thesen zu belegen, würden wir sie unter realen Bedingungen überprüfen müssen. Die Chance dafür ergab sich an einem Ort, an dem man dies wohl kaum vermutet hätte. Im Herzen von Chelsea, dem Nobelviertel Londons, befindet sich KX, eines der angesagtesten Gesundheits- und Fitnesscenter. Weil das KX über ein eigenes Restaurant verfügt, war es der perfekte Ort, um die Effekte der Sirtuin-Diät zu testen. Das versetzte uns schließlich in die Lage, nicht nur die Diät zu kreieren, sondern diese darüber hinaus zum Leben zu erwecken und sie an den Mitgliedern des Fitnesscenters mit Unterstützung des renommierten Chefkochs Alessandro Verdenelli zu erproben.

Unsere Aufgabe war klar. Die Mitglieder von KX

würden sieben Tage in Folge unsere sorgsam zusammengestellte Sirtuin-Diät befolgen, während wir dabei fortwährend minutiös ihre Fortschritte protokollierten. Den Fokus wollten wir nicht nur auf das Gewicht, sondern auch auf Veränderungen der Körperzusammensetzung legen, also darauf, in welchem Maße die Diät den Anteil an Körperfett und Muskelmasse beeinflusst. Später haben wir zusätzlich noch metabolische Parameter hinzugezogen, um die Wirkung der Diät auf den Blutzuckerspiegel (Glukose) und die Blutfettwerte (Triglyceride und Cholesterin) zu überprüfen.

Die ersten drei Tage waren mit einer auf 1000 Kalorien beschränkten Energiezufuhr die härtesten. Im Endeffekt entspricht dies einer milden Form des Fastens und ist deshalb erforderlich, weil durch die Kalorienrestriktion die Wachstumssignale im Körper gehemmt werden. Die Zellen sind dann angeregt, alte Bestandteile abzubauen (ein Selbstreinigungsprozess, der unter dem Begriff Autophagie bekannt ist), und die Fettverbrennung läuft auf Hochtouren. Allerdings war diese strenge Phase unserer Diät im Vergleich zu den gängigen Fastenkuren deutlich milder und sehr viel leichter durchzuhalten, wie die ungewöhnlich hohe Adhärenzrate von 97,5 Prozent zeigt.

Wir hatten die Absicht, den Fettverbrennungseffekt dieser milden Kalorienrestriktion noch erheblich zu steigern, indem wir unsere Diät mit großen Mengen Sirtfoods anreicherten. Zu diesem Zweck haben wir die tägliche Ernährung auf die Basis von je drei grünen Säften und einer Mahlzeit, überwiegend bestehend aus Sirtfoods, gestellt. Durch die grünen Säfte war es uns möglich, den Gehalt an Sirtfoods hochzuschrauben und dabei gleichzeitig die 1000-Kalorien-Marke einzuhalten. Getrunken wurden diese Säfte morgens, nachmittags und abends, während die Mahlzeit jederzeit, jedoch nicht später als 19 Uhr, verzehrt werden durfte.

In den letzten vier Tagen unseres Programms am KX wurde die Kalorienmenge auf 1500 pro Tag angehoben. Effektiv handelte es sich dann nur noch um ein sehr leichtes Kaloriendefizit, das allerdings ausreichte, um die Wachstumssignale weiterhin zu hemmen und die Fettverbrennung auf hohem Niveau zu halten. Wichtig war, dass diese 1500 Kalorien vor allem Sirtfoods entstammten – zwei Sirtfood-Säfte sowie zwei Mahlzeiten, vorwiegend aus Sirtfoods.

Die bemerkenswerten Ergebnisse

40 Mitglieder des KX nahmen an dem Testlauf der Sirtuin-Diät teil, wobei 39 Probanden die Diät komplett absolvierten. Von diesen 39 waren zwei adipös, 15 übergewichtig und 22 normalgewichtig. Die Geschlechterverteilung dieser Studie war mit 21 Frauen und 18 Männern relativ ausgewogen. Da es sich um Mitglieder eines Fitnessclubs handelte, war die Wahr-

scheinlichkeit hoch, dass sie vor Beginn des Programms mehr trainiert und sich gesünder ernährt hatten als die Allgemeinbevölkerung.

Um die Vorzüge einer Diät zu demonstrieren, gibt es einen sehr beliebten, häufig angewendeten Trick: Man wählt zu diesem Zweck vor allem stark übergewichtige Personen aus, da diese gerade am Anfang besonders schnell drastisch Gewicht verlieren, um so die Ergebnisse zu schönen. Wir sind Anhänger einer völlig konträren Logik: Wenn wir es schafften, mit einer relativ gesunden Gruppe gute Ergebnisse zu erzielen, setzt das den Mindeststandard, was tatsächlich erreichbar ist.

Die Resultate überstiegen unsere bereits hohen Erwartungen. Sie waren konsistent und verblüffend: Innerhalb von sieben Tagen verloren die Teilnehmer durchschnittlich 3,2 Kilo, den Zugewinn an Muskelmasse abgerechnet. Es gab nicht einen Teilnehmer, der keine Verbesserung der Körperzusammensetzung zu verzeichnen hatte. Dies alles wurde ohne einschneidende Kalorienreduktion oder zermürbende Trainingsprogramme erreicht.

Folgendes haben wir dabei herausgefunden:

- Die Teilnehmer hatten dramatische und schnelle Resultate zu verzeichnen, sie nahmen im Schnitt 3,2 Kilo in sieben Tagen ab.
- Die Muskelmasse blieb gleich beziehungsweise nahm zu, anstatt abgebaut zu werden.

- Die Probanden fühlten sich selten hungrig.
- Vitalität und Wohlbefinden nahmen zu.
- Die Teilnehmer sahen nach eigenen Aussagen besser und gesünder aus.

FALLSTUDIE

Jadis, 32 Jahre, Marketingleiterin aus London, war besorgt um ihre Taille und wollte an ihrer bevorstehenden Hochzeit in bestmöglicher körperlicher Verfassung sein. »In meiner Familie gibt es Fälle von Diabetes, ich habe daher immer darauf geachtet, in Form zu bleiben. Doch obwohl ich mich gesund ernähre und regelmäßig Sport treibe, habe ich es nicht geschafft, die paar zusätzlichen Pfunde auf meinen Hüften loszuwerden – genau der Bereich, der durch mein Kleid hervorhoben wird.«

Sie beteiligte sich am siebentägigen Testlauf der Sirtuin-Diät mit, wie sie sagt, »großartigem« Ergebnis. Jadis hatte über 2,7 Kilo abgenommen, die dazugewonnenen 900 Gramm an Muskelmasse bereits abgezogen, und das, obwohl sie sich in dieser Zeit so gut wie nie am Training beteiligt hatte. Sie litt, wie sie berichtete, nie unter Hungergefühlen, war energiegeladen und, um dem Ganzen die Krone aufzusetzen, verringerte ihr Diabetesrisiko, wie sich an den Blutzucker- und -fettwerten ablesen ließ. Als wir Jadis eine Woche später, kurz vor ihrer Hochzeit, erneut trafen, stellte sich heraus, dass der positive Trend bei ihr anhielt – sie hatte weitere 1,1 Kilo abgenommen.

Worin besteht der Vorteil von muskelzuwachsbereinigtem Gewichtsverlust?

Ein Gewichtsverlust von 3,2 Kilo innerhalb von sieben Tagen ist wohl nach jedermanns Standard ein gutes Ergebnis. Das wirklich Besondere an unserer Sirtuin-Diät ist jedoch die Art des Gewichtsverlusts und die Veränderung in der Körperzusammensetzung, deren Zeugen wir wurden.

Normalerweise verlieren Menschen, die Fett abbauen, auch an Muskelmasse – so war es zumindest bei allen anderen Diäten immer gewesen. Wenn also jemand im Rahmen einer normalen »Schlankheitskur« in einer Woche 3,2 Kilo verliert, kann man davon ausgehen, dass es sich bei mindestens 900 Gramm davon um Muskelmasse handelt. Mit diesem Wissen im Hinterkopf gingen wir daran, die Körperzusammensetzung unserer Teilnehmer zu ermitteln – und machten bei der Auswertung der Ergebnisse zu unserer großen Überraschung eine spektakuläre Entdeckung. Während ein Gewichtsverlust von 3,2 Kilogramm unter den Teilnehmern keine Seltenheit war, gab es daneben noch ein anderes, weiter verbreitetes Phänomen. Für 64 Prozent unserer Probanden schien der Gewichtsverlust zunächst enttäuschender auszufallen, obschon er mit 2,3 Kilo immer noch ziemlich beeindruckend war. Als wir jedoch die Körperzusammensetzung überprüften, waren wir schlichtweg baff. Die Muskelmasse der Teilnehmer war nicht nur konstant geblieben, sie hatte sogar zugenommen. Der durchschnittliche Zuwachs an Muskelmasse in dieser Gruppe betrug 900 Gramm, woraus sich ein »muskelzuwachsbereinigter Gewichtsverlust« von 3,2 Kilo ergibt. Wie wir noch sehen werden, ist diese Form des Gewichtsverlusts deutlich vorteilhafter, als sowohl Fett- wie auch Muskelmasse abzubauen.

Diese Erkenntnis war umso bemerkenswerter, da die Kombination aus milder Kalorienrestriktion ohne nennenswerte Steigerung der sportlichen Betätigung unter normalen Umständen katastrophale Auswirkungen für den Muskelerhalt hätte. Es musste eine besondere Erklärung für dieses Ergebnis geben: die starke metabolische Wirkung der Sirtfoods. Sirtfoods sind nicht nur in der Lage, die Fettverbrennung zu aktivieren, sie fördern darüber hinaus auch das Wachstum der Muskeln, ihren Erhalt sowie ihre Regeneration. In der Tat ermöglicht unsere Diät mit ihrem Sirtfoodanteil den Teilnehmern, Fett zu verlieren, ohne zugleich den Kollateralschaden von zwangsläufigem Muskelabbau in Kauf nehmen zu müssen.

Warum ist das so wichtig? Erstens, Sie sehen besser aus. Sich des Körperfetts zu entledigen, dabei aber nichts an der Muskelmasse einzubüßen, führt zu einer erstrebenswert straffen und athletischen Figur. Für die Skelettmuskulatur muss ein nicht unbeträchtlicher Teil unseres täglichen Energieverbrauchs aufgewendet werden. Das heißt, je mehr Muskeln ein Mensch hat, desto mehr Energie verbrennt er, sogar im Ruhezustand. Bei typischen Diäten setzt sich der Gewichtsabbau aus einem Verlust von Körperfett und Muskelmasse zusammen, womit wiederum auch eine deutliche Senkung der Stoffwechselrate einhergeht. In der Folge bereitet sich der Körper darauf vor, wieder an Gewicht zuzulegen, sobald der Mensch seine normalen Essgewohnheiten aufnimmt. Indem Sie mithilfe der Sirtfoods an Ihrer Muskelmasse festhalten, verbrennen Sie bei minimalem Rückgang der Stoffwechselrate mehr Fett und schaffen so die perfekte Ausgangsbasis für langanhaltenden und erfolgreichen Gewichtsverlust. Darüber hinaus sind Muskelmasse und -funktion ein Gradmesser für das Wohlergehen, denn der Muskelerhalt beugt der Entwicklung chronischer Erkrankungen wie Diabetes und Osteoporose vor und erhält uns unsere Mobilität bis ins hohe Alter. Überdies scheint Muskelmasse unser Glücksempfinden positiv zu beeinflussen. Einige Wissenschaftler gehen davon aus, dass die Art und Weise, in der Sirtuine für den Muskelerhalt sorgen, positive Auswirkungen auf stressbedingte Erkrankungen wie zum Beispiel Depressionen[7] hat.

Bislang hieß es in Bezug auf Diäten, dass Gewichtsverlust und höhere Lebenserwartung stets mit einem Abbau an Muskelmasse einhergehen. Für uns ergibt das keinen Sinn. Muskelmasse und -funktion sind Schlüsselindikatoren für Gesundheit und Wohlbefinden und sollten damit in Einklang stehen. Die Sirtuin-Diät legt diesen Disput nun ein für allemal bei.

Großbritanniens Promis und Spitzensportler strömen herbei

Für ein Ernährungsmodell, das derart effektiv den Fettabbau fördert und die Körperzusammensetzung verbessert, gibt es viele nützliche Anwendungsmöglichkeiten. Als die Diät noch ein wohlgehütetes Geheimnis in einem exklusiven Fitnessstudio war, sprach sich unsere Arbeit unter Celebrities und Spitzensportlern herum, die schließlich auch an unserem Programm teilnehmen wollten. Wir fingen an, die Prinzipien der Sirtuin-Diät auf Sportstars der verschiedensten Disziplinen anzuwenden. Darunter waren Olympiasieger und Sportler, die aufgrund ihrer herausragenden Erfolge in den Adelsstand erhoben worden waren. Diese Athleten erreichten Körperzusammensetzungen wie niemals zuvor in ihrer Karriere, und die dadurch verbesserte Leistungsfähigkeit eröffnete ihnen neue Möglichkeiten für Erfolge.

Ein Beispiel ist der britische Boxchampion im Schwergewicht, David Haye. Eine Verletzungsserie hatte ihm eine Flaute beschert, und viele fragten sich, ob er jemals wieder boxen würde. Als wir ihn das erste Mal trafen, trug er über zehn Kilo überschüssiges Fett mit sich herum. David wieder in Form und zurück in den Ring zu bringen schien ein Ding der Unmöglichkeit, doch er schaffte es, er feierte ein fulminantes Comeback und bezwang gleich in seinem ersten Kampf seinen Gegner, den Australier Mark de Mori, durch K.o. in der ersten Runde. David selbst kommentierte: »Sirtfoods waren eine Offenbarung für meine Ernährung. Durch die Integration von Sirtfoods in meinen Speiseplan habe ich es geschafft, eine Körperzusammensetzung und ein Wohlbefinden zu erreichen, wie ich es mir nie hätte träumen lassen. Es hat mir meinen Weg zurück in den Ring geebnet, sodass ich mir den Weltmeistertitel im Schwergewicht zurückholen kann.«

Wie die Sirtuin-Diät bei Ihnen funktionieren wird

Die gute Nachricht lautet: Sie brauchen kein Spitzensportler zu sein, ja nicht einmal im Entferntesten sportlich, um alle Vorteile zu genießen. Wir haben die Erkenntnisse, die wir während der Pilotstudie am KX und der Arbeit mit den Eliteathleten über Sirtfoods gewonnen haben, zusammengenommen und so zugeschnitten, dass sie für alle passen, die abnehmen und gesünder werden wollen.

Erforderlich ist weder, dass Sie sich einer harten Kalorienrestriktion unterziehen, noch, dass Sie ein zermürbendes Trainingsprogramm absolvieren (obwohl es natürlich generell eine gute Sache ist, körperlich aktiv zu bleiben). Die Diät ist weder kostspielig noch zeitintensiv, und die empfohlenen Lebensmittel sind überall erhältlich. Das Einzige, was Sie an Zubehör benötigen, ist ein Entsafter. Wichtig ist, was Sie in Ihren Speiseplan mitaufnehmen, und nicht, wie bei den meisten Diäten, was Sie weglassen.

FALLSTUDIE

Eine große Fürsprecherin der Sirtuin-Diät ist das frühere Topmodel Lorraine Pascale, die inzwischen ihre eigene Kochsendung im britischen Fernsehen hat und Kochbücher verfasst. Wie sie erklärt, ist das Schöne der Sirtuin-Diät, dass sie simpel und leicht durchzuführen ist: »Dieses Konzept lässt sich ganz einfach umsetzen. Wir alle wissen, dass eine gesunde Ernährung ziemlich kostspielig sein kann und daher viele abschreckt. Mich überzeugt der Ansatz, mehr Hochwertiges zu essen, um auf diese Weise so weit wie möglich auf alles ungesunde

Zeug zu verzichten. Das Schöne an den Sirtfoods ist, dass eine Menge Lebensmittel darunter sind, die wir ohnehin tagtäglich essen. Die meisten Sirtfoods sind überall erhältlich und lassen sich leicht ins Familienessen integrieren.«

ÜBERSICHT ÜBER PHASE 1

Phase 1 der Sirtuin-Diät ist die sogenannte hypererfolgreiche Phase. Sie werden sich sieben Tage lang unserer klinisch erprobten Methode unterziehen und über 3 Kilo abnehmen. Dafür geben wir Ihnen eine Schritt-für-Schritt-Anleitung an die Hand, die auch einen Speiseplan inklusive Rezepten enthält.

Während der ersten drei Tage beträgt die tägliche maximale Kalorienzufuhr 1000 Kalorien. Diese bestehen aus drei Sirtfood-Gemüsesäften und einer sirtfoodreichen Mahlzeit pro Tag.

An den Tagen vier bis sieben wird die tägliche Kalorienration auf maximal 1500 angehoben. Sie werden täglich zwei Sirtfood-Gemüsesäfte und zwei sirtfoodreiche Mahlzeiten zu sich nehmen. Nach Ablauf dieser sieben Tage haben Sie in etwa drei Kilo abgenommen.

Trotz der Kalorienrestriktion fühlen sich die Teilnehmer nicht allzu hungrig, weil die begrenzte Kalorienzahl eher eine Richtschnur als eine Vorgabe ist. Selbst in Phase

1 ist die Kalorienrestriktion im Vergleich zu den meisten Fastenkuren nicht besonders extrem. Weil Sirtfoods eine natürliche hungerstillende Wirkung haben, sind die meisten Menschen angenehm satt und zufrieden.

ÜBERSICHT ÜBER PHASE 2

Bei Phase 2 sprechen wir von der 14-tägigen Aufrechterhaltungsphase. Hier steht nicht mehr die Kalorienrestriktion im Mittelpunkt, dennoch werden Sie Ihre Erfolge beim Abnehmen festigen und weiterhin kontinuierlich an Gewicht verlieren. Der Schlüssel zum Erfolg liegt in dieser Phase darin, sich mit einer Fülle von Sirtfoods zu ernähren, was mit unserem exemplarischen Speiseplan und den dazugehörigen Rezepten nicht weiter schwerfallen dürfte. In dieser Phase besteht Ihre tägliche Kost aus drei ausgewogenen, sirtfoodreichen Mahlzeiten nebst einem »Aufrechterhaltungs«-Sirtfood-Gemüsesaft.

Sirtfoods als Lebenskonzept

Das Schöne an unserem Programm ist, dass Sie nicht ständig Diät zu halten brauchen. Phase 1 und 2 können bei Bedarf in regelmäßigen Abständen wiederholt werden, um größere Mengen Fett abzubauen. Bei manchen ist das alle drei Monate der Fall, bei anderen einmal im

Jahr. Auf diese Weise können Sie, schlanker und gesünder denn je, Ihr gewohntes Leben weiterführen, während Sie zugleich in den Genuss all der gesundheitlichen Vorteile kommen, die die Sirtfood-Ernährung mit sich bringt. Tatsächlich sind die Anwendungsmöglichkeiten der Sirtfoods so universell, dass sie sich bequem in jede Ernährungsform, der Sie möglicherweise nachgehen, integrieren lassen, ganz gleich ob diese nun vegan, glutenfrei, kohlenhydratreduziert beziehungsweise paleo ist oder ob Sie intermittierendes Fasten praktizieren (mehr dazu in Kapitel 11). Erhebliche Mengen Sirtfoods mit einzubinden wird den Gewichtsverlust und den gesundheitlichen Nutzen all dieser Methoden noch weiter verstärken.

Für uns liegt der wahre Schlüssel zum Erfolg darin, Ergebnisse zu erzielen, die ein Leben lang vorhalten, und genau das ist die Stärke der Sirtuin-Diät. Nun, da Sie mit genügend Wissen über Sirtfoods ausgestattet sind, wollen wir Ihnen zeigen, wie Sie durch den cleveren Austausch einiger Zutaten beziehungsweise die Optimierung von Speisen eine alltagstaugliche, sirtfoodreiche Ernährungsform gestalten, der Sie auch langfristig nachgehen können. Mit dem Verständnis der grundlegenden Prinzipien einer gesunden Ernährung und Supplementierung sowie praktischen Tipps, um für noch mehr Sirtfoods in der täglichen Kost zu sorgen, werden Sie in der Lage sein, ein Leben lang von den gesundheitlichen Vorzügen zu profitieren.

Und das sind die positiven Auswirkungen der Sirtuin-Diät:

- Ein Gewichtsverlust wird angestoßen, der aus einer Reduktion des Fettanteils und nicht der Muskelmasse resultiert.
- Sie bereitet den Körper auf langanhaltenden Abnehmerfolg vor.
- Sie werden besser aussehen, sich dementsprechend wohler fühlen und voller Energie stecken.
- Diese Ernährungsform erspart Ihnen hartes Fasten beziehungsweise extreme Hungergefühle.
- Sie befreit Sie von zermürbenden Trainingseinheiten.
- Sie bildet die Ausgangsbasis für ein längeres, gesünderes Leben ohne chronische Erkrankungen.

ZUSAMMENFASSUNG

- Sirtfoods enthalten eine kürzlich entdeckte Nährstoffgruppe aus Pflanzen, die uns die Vorzüge von Fastenkuren ohne deren Defizite bescheren. Beispiele für Sirtfoods sind unter anderem Olivenöl extra vergine, Kapern, rote Zwiebeln, Petersilie, Grünkohl, Walnüsse, Erdbeeren, Chili, Sojaprodukte, Kakao, grüner Tee und Kaffee.
- Die Wirkung von Sirtfoods geht über normale Diäten hinaus, da sie sich wie Master-Regulatoren des Stoffwechsels verhalten, also nicht nur die Fettverbrennung stimu-

lieren, sondern darüber hinaus auch den Muskelzuwachs fördern und die zelluläre Fitness verbessern.

- Sirtfoods gehören zu den wichtigsten Bestandteilen traditioneller Ernährungsmodelle, die mit einer bedeutend geringeren Adipositasrate sowie einer längeren Lebenserwartung in Verbindung gebracht werden. Beispiele sind die Mittelmeerküche oder die japanische Ernährung.

- Wird eine besonders sirtfoodhaltige Ernährung mit einer moderaten Kalorienrestriktion kombiniert, so zeigen klinische Studien, dass sich damit durchschnittlich 3,2 Kilogramm innerhalb von sieben Tagen abnehmen lassen. Die Muskelmasse bleibt davon unberührt beziehungsweise nimmt sogar zu, und der Körper wird auf einen langfristigen Abnehmerfolg eingestimmt.

- Teilnehmer der Sirtuin-Diät berichten von einem gesteigerten Wohlbefinden, einem besseren Aussehen und von einem deutlich höheren Energieniveau.

- Sirtfoods sind für eine Reihe von Spitzensportlern zu einem erfolgreichen Diätkonzept geworden, das es ihnen ermöglicht, die angestrebte Körperzusammensetzung und ihre sportlichen Ziele zu erreichen.

- Die Sirtuin-Diät macht sich die natürliche Kraft gesunder Ernährung zunutze. In den nachfolgenden Kapiteln werden wir genauer erläutern, wie auch Sie durch den Verzehr von Sirtfoods profitieren können.

1

Sirtuine – was wissenschaftlich dahintersteckt

Die Sirtuin-Diät ist deshalb so wirkungsvoll, weil sich mit ihr eine uralte Gruppe von Enzymen aktivieren lässt, die in jedem von uns stecken: die Sirtuine. Das Besondere an diesen Enzymen ist, dass sie Prozesse im Inneren unserer Zellen regulieren, die wiederum solch wichtige Dinge beeinflussen wie die Fettverbrennung, die Anfälligkeit für Krankheiten und sogar die Lebenserwartung. Der Effekt der Sirtuine geht so weit, dass sie heute als »Master-Regulatoren des Stoffwechsels«[8] bezeichnet werden. Im Grunde sind sie also genau der Schalthebel, den jeder Mensch, der ein paar Pfunde loswerden und ein langes und gesundes Leben führen will, selbst in der Hand haben möchte.

Von Mäusen und Menschen

Es versteht sich von selbst, dass Sirtuine in den letzten Jahren Gegenstand intensiver wissenschaftlicher Forschungen geworden sind. Das erste Sirtuin wurde 1984 in Bäckerhefe entdeckt. Das Interesse nahm im Laufe der nächsten drei Jahrzehnte rasant zu, als sich herausstellte, dass durch die Aktivierung der Sirtuine die Lebenserwartung gesteigert werden konnte, zunächst in der Hefe, später auch bei Mäusen.[9]

Weshalb nun all die Aufregung? Die Prinzipien des zellulären Metabolismus, angefangen von den Hefen bis hin zu uns Menschen und allem, was dazwischenliegt, sind nahezu identisch. Wenn es gelingt, etwas derart Winziges wie Bäckerhefe vorteilhaft zu manipulieren, und man dasselbe auch bei höheren Organismen wie Mäusen zu wiederholen vermag, lässt sich daraus schließen, dass sich diese Vorteile wohl auch auf den Menschen übertragen lassen.

Lust auf Diät?

Was uns zum Thema Fasten führt. Eine lebenslange Einschränkung der Nahrungsaufnahme erhöht nachweislich die Lebenserwartung niederer Organismen und Säugetiere.[10] Eine bemerkenswerte Erkenntnis, auf deren Basis einige Mitmenschen ihre tägliche Kalorienzufuhr um 20 bis 30 Prozent senken; ebenso wie bei ihrem populären Ableger, dem intermittierenden Fasten, der sehr erfolgreich ist und unter anderem durch die 5 : 2-Diät bekannt. Während der Nachweis für die lebensverlängernde Wirkung dieser Methoden bisher noch aussteht, gilt dies nicht für die sogenannten »gesunden Lebensjahre« – chronische Erkrankungen lassen nach, und das Fett schmilzt dahin.[11]

Doch lassen Sie uns ehrlich sein: Egal, wie sehr wir davon profitieren würden, ständig zu fasten ist eine zermürbende Angelegenheit, der sich die meisten von uns nicht aussetzen wollen. Sogar wenn wir es auf uns nehmen, halten es nur ganz wenige wirklich durch. Hinzu kommen die Nachteile, vor allem, wenn es um längerfristiges Fasten geht. In der Einleitung haben wir die Nebenwirkungen Hunger, Reizbarkeit, Erschöpfung und Muskelabbau bereits erwähnt. Darüber hinaus steigt bei permanentem Fasten das Risiko einer Mangelernährung, die aufgrund einer verringerten Zufuhr essentieller Nährstoffe unser Wohlbefinden beeinträchtigt. Fastenkuren sind zudem für große Teile der Bevölkerung wie zum Beispiel Kinder, Schwangere und in einigen Fällen ältere Menschen völlig ungeeignet. Obschon wir zweifelsohne vom Fasten profitieren, handelt es sich dabei keineswegs um das ersehnte Wundermittel. Es muss also noch eine bessere Möglichkeit geben …

Und die hat mit unserer Entdeckung zu tun, dass

die immens positiven Auswirkungen von Kalorienrestriktion und Fasten durch die Aktivierung einer uralten Enzymgruppe, der Sirtuine, angestoßen wird.[12] Für das Verständnis, ist es hilfreich, sich Sirtuine als eine Art Wachtposten an den Kreuzungen von Energiestatus und Langlebigkeit vorzustellen. Ihre Aufgabe ist es dort, auf Belastungen zu reagieren.

Wenn die Energie knapp ist, wie bei einer Kalorienrestriktion, steigt die Belastung, denen die Zellen ausgesetzt sind. Das wiederum aktiviert die Sirtuine, die dann eine Kombination aus wirkungsvollen Signalen aussenden, die das Verhalten der Zellen radikal verändern. Sirtuine kurbeln unseren Stoffwechsel und die Fettverbrennung an, erhöhen die Leistungsfähigkeit unserer Muskeln, lindern Entzündungen und reparieren jegliche Schäden in den Zellen. Faktisch machen uns Sirtuine fitter, schlanker und gesünder.

Im menschlichen Körper gibt es sieben verschiedene Sirtuine (Sirt-1 bis Sirt-7). Darunter sind Sirt-1 und Sirt-3 die beiden wichtigsten, spielen sie doch eine zentrale Rolle in unserem Energiehaushalt. Während Sirt-1 im ganzen Körper vorkommt, befindet sich Sirt-3 vor allem in unseren Mitochondrien – den »Energiekraftwerken« der Zellen. Die Aktivierung dieser beiden Sirtuine beschert uns zahlreiche erstrebenswerte Vorteile.

Mit Feuereifer beim Training?

Nicht nur Kalorienrestriktion und Fasten aktivieren unsere Sirtuine, sondern auch Bewegung.[13] Doch auch wenn wir uns zweifelsohne regelmäßig moderat bewegen sollten, eignet sich diese Methode nicht uneingeschränkt zum Abnehmen. Studien zeigen, dass unser Körper Anpassungsmechanismen entwickelt hat, um den Energieverbrauch bei sportlicher Betätigung zu reduzieren,[14] sodass wir also, um effektiv abzunehmen, einen erheblichen Zeitaufwand und beträchtliche Anstrengungen auf uns nehmen müssen. Bezweifelt werden dürfte auch, dass wir nur mittels harten Trainings ein gesundes Gewicht halten können: Neuere Forschungsergebnisse legen nahe, dass zu viel Sport schädlich sein kann – das Immunsystem wird geschwächt, das Herz geschädigt, und das Risiko, vorzeitig zu sterben, steigt.[15,16]

SIRTFOODS

Wir haben inzwischen gesehen, dass der Schlüssel zu Abnehmen und Gesundheit in der Aktivierung unserer Sirtuine liegt. Bis vor kurzem kannten wir zwei Wege, dieses Ziel zu erreichen – Fasten und Bewegung. Um erfolgreich abzunehmen, müssen diese beiden Maßnahmen jedoch derart intensiv betrieben werden, dass sie für die meisten von uns schlichtweg inkompatibel mit der heutigen Lebensweise sind. Glücklicherweise gibt es eine bahnbrechende Methode, um die Sirtuine in der bestmöglichen Weise zu stimulieren: die Sirtfoods. Sie enthalten einen besonders hohen Anteil an spezifischen pflanzlichen Substanzen, die unsere Sirtuine anzuschalten vermögen. Im Wesentlichen ähnelt ihre Wirkung der von Fasten und Sport. Allerdings verschaffen sie uns bei der Fettverbrennung, beim Muskelaufbau und bei der Gesunderhaltung Vorteile, die vorher undenkbar gewesen wären.

ZUSAMMENFASSUNG

- Wir alle verfügen über eine Gruppe an Enzymen, die Sirtuine genannt werden.
- Sirtuine sind die Master-Regulatoren unseres Stoffwechsels, die unsere Fähigkeit beeinflussen, Fett zu verbrennen und gesund zu bleiben.
- Sirtuine fungieren als Energiesensoren innerhalb unserer Zellen; sobald ein Mangel an Energie herrscht, werden sie aktiviert.
- Sowohl Fasten als auch Sport stimuliert die Sirtuine, allerdings ist es häufig schwierig, im Alltag am Ball zu bleiben.
- Es gibt eine neue, bahnbrechende Methode, um die Sirtuine zu aktivieren: Sirtfoods.

- Mittels einer sirtfoodreichen Ernährung ist es möglich, die Wirkung von Fasten und Sport zu simulieren und den Körper nach eigenen Vorstellungen zu formen.

2

Kampf dem Fett

An den Ergebnissen unserer Pilotstudie hat uns nicht nur die sagenhafte Menge an Gewicht beeindruckt, die die Testpersonen verloren. Es war auch die *Art* des Gewichtsverlusts, die uns begeistert hat. Auffallend war, dass viele Fett abbauten, ohne dabei an Muskelmasse zu verlieren. Sie nahmen in der Tat sogar zum Teil an Muskelmasse zu. Das ließ nur eine Schlussfolgerung zu: Das Fett war einfach so dahingeschmolzen.

Normalerweise muss man, um signifikant abzunehmen, beträchtliche Opfer erbringen, entweder mittels drastischer Einschränkung der Kalorienzufuhr oder in Form von übermenschlich anstrengenden Trainingseinheiten. Oder beides. Doch im Gegensatz dazu behielten die Probanden ihr Trainingspensum bei beziehungsweise reduzierten es sogar, und dabei gaben sie nicht einmal an, besonders hungrig gewesen zu sein. Tatsächlich schafften es einige von ihnen kaum, alle Speisen im Diätplan aufzuessen.

Wie war das möglich? Um aus diesen bemerkenswerten Ergebnissen schlau zu werden, müssen wir zunächst verstehen, was mit unseren Fettzellen passiert, wenn die Aktivität der Sirtuine zunimmt.

Schlank-Enzyme

Mäuse, die aufgrund von genetischer Manipulation einen besonders hohen Sirt-1-Wert haben, also von dem Sirtuin, das den Fettabbau regelt, sind schlanker und metabolisch aktiver,[17] während Mäuse mit einem geringeren Sirt-1-Wert dicker sind und häufiger an Stoffwechselerkrankungen leiden.[18] Wenn wir uns den Menschen betrachten, so fällt auf, dass das Körperfett Adipöser sehr viel weniger Sirt-1 enthält als das der normalgewichtigen Bevölkerung.[19, 20] Im Gegensatz dazu sind Menschen mit einer erhöhten Sirt-1-Aktivität schlanker und weniger anfällig für Gewichtszunahme.[21]

Nimmt man all diese Erkenntnisse zusammen, so lässt sich erahnen, welch entscheidende Rolle Sirtuine bei der Frage spielen, ob wir schlank bleiben oder aber dicker werden und warum sich durch die Erhöhung der Sirtuin-Aktivität derartig erstaunliche Ergebnisse erzielen lassen. Um dies besser zu verstehen, müssen wir uns eingehender mit den Vorgängen in unseren Zellen bei der Gewichtszunahme beschäftigen.

FALLSTUDIE

Kate, Mitte 30, ist Hausfrau und Mutter zweier kleiner Kinder. Mit einem Körperfettanteil von über 25 Prozent wurde sie als »normal« eingestuft, dennoch war sie nicht glücklich darüber, immer noch ein paar überschüssige Schwangerschaftspfunde auf der Hüfte mit sich herumzutragen. Obwohl sie sich viel bewegte – sie besuchte, wann immer es ihr möglich war, das Fitnessstudio und war mit ihren beiden lebhaften Kindern ständig auf den Beinen –, nahm sie nicht ab. Sie achtete stets auf gesunde Ernährung und aß eher zu wenig als zu viel. So kam es nicht selten vor, dass Kate eine Mahlzeit ausließ, während sie sich um die Kinder kümmerte.

Weil sie bequem in den Alltag zu integrieren ist, konnte Kate die Sirtuin-Diät sehr gut ausprobieren und erzielte fabelhafte Ergebnisse. Nach einer Woche hatte sie drei Kilo abgenommen und 450 Gramm Muskelmasse dazugewonnen. Ihr Körperfettanteil betrug nun 22 Prozent, und sie konnte sich zu den »fitten« Menschen zählen, so, wie sie es sich gewünscht hatte.

Fett schmelzen

Lassen Sie uns das Ganze wie einen Hollywood-Drogenfilm betrachten. Die Ausbreitung der Drogen auf den Straßen entspricht der Ausbreitung von Fett in unserem Körper. Die Drogendealer an den Straßenecken sind das Pendant zu unseren körperlichen Reaktionen, die eine Gewichtszunahme begünstigen. Doch in Wahrheit handelt es sich bei ihnen nur um die kleinen Fische. Dahinter steht der wahre Schurke, der eigentliche Drahtzieher der gesamten Transaktion, der die Fäden sämtlicher Deals in Händen hält. Dieser Schurke trägt in unserem Film den Namen PPAR γ (Peroxisom-Proliferator-aktivierter Rezeptor-γ). PPAR γ steuert den Prozess der Fettablagerung, indem er jene Gene aktiviert, die zur Synthese und Speicherung der Lipide benötigt werden.[22] Um eine Vermehrung der Fettzellen zu verhindern, müssen Sie die Zufuhr beschränken. Stoppen Sie PPAR γ, und Sie stoppen effektiv die Fetteinlagerung.

Hier kommt nun unser Held Sirt-1 ins Spiel, der aufsteht, um dem Schurken das Handwerk zu legen. Ist der Schurke erst einmal hinter Schloss und Riegel, gibt es keinen Drahtzieher mehr, und die komplette Fetteinlagerungsorganisation bricht zusammen. Sobald die Aktivität von PPAR γ zum Erliegen gebracht wurde, richtet Sirt-1 sein Augenmerk auf die »Säuberung der Straßen«. Hier sorgt er nicht nur dafür, dass kein Fett mehr produziert und eingelagert wird, sondern auch für Auswirkungen auf den Stoffwechsel, und zwar dergestalt, dass wir unseren Körper von übermäßigem Fett befreien.[23] Wie jeder gute Held im Kampf gegen das organisierte Verbrechen hat Sirt-1 einen Assistenten, einen Hauptregulator in unseren Zellen, genannt PGC-1α. Dieser stimuliert effektiv die Bildung sogenannter Mitochondrien. Vorstellen kann man sich diese als winzige Energiefabriken, die in allen Zellen enthalten sind und den Körper mit Energie versorgen. Je höher die Anzahl unserer Mitochondrien, desto höher die Energiemenge, die wir produzieren können. Doch PGC-1α fördert nicht nur die Mitochondrienbildung, es regt sie darüber hinaus dazu an, bevorzugt Fett als Treibstoff zur Energiegewinnung zu verbrennen. Mit der Folge, dass einerseits die Einlagerung von Fett gestoppt und andererseits die Fettverbrennung angekurbelt wird.

FALLSTUDIE

Kathleen Baird-Murray, Beautykolumnistin der *Financial Times,* die auch Artikel für die Magazine *Vogue* und *Porter* verfasst, ist mit Modediäten bestens vertraut. Auch die Sirtuin-Diät hat sie getestet. Aus zeitlichen Gründen befolgte sie unser Programm an sechs anstatt den eigentlich sieben Tage. Dabei erzielte sie dennoch einen beachtlichen Gewichtsverlust von 3,1 Kilo, sodass sie von »übergewichtig« zu »normal gewichtig« wurde. Sie zeigte sich äußerst beeindruckt und erklärte, sie genieße es, Speisen zu essen, die sättigend seien und außerdem vorzüglich schmeckten; zudem fühle sie sich deutlich vitaler – etwas, das sie sehr zu schätzen wisse.

WAT oder BAT?

Bisher haben wir uns mit Sirt-1 befasst und seiner Funktion beim Abbau einer hinlänglich bekannten Fettart, dem weißen Fettgewebe (WAT – white adipose tissue). Dabei handelt es sich um die Art Fettgewebe, die mit einer Gewichtszunahme assoziiert ist. Es hat sich auf Einlagerung und Expansion spezialisiert, ist schrecklich hartnäckig und gibt eine Fülle entzündungsfördernder Botenstoffen ab, die von der Fettverbrennung unangetastet bleiben und die weitere Akkumulation von Fett begünstigen, sodass wir sehr leicht übergewichtig oder gar adipös werden. Das ist der Grund, warum die Gewichtszunahme häufig zunächst langsam beginnt, dann aber schnell lawinenartige Ausmaße haben kann.

Doch es gibt eine weitere, faszinierende Perspektive auf die Sirtuin-Story, in der auch eine weniger bekannte Fettgewebeart vorkommt: das braune Fettgewebe (BAT –

brown adipose tissue). Es verhält sich völlig anders. Im Gegensatz zu weißem Fettgewebe ist BAT für den Menschen günstig und strebt danach, verbraucht zu werden. Braunes Fettgewebe hilft uns sogar, Energie aufzubrauchen. Säugetieren haben es entwickelt, um große Mengen Energie in Form von Hitze abbauen zu können. Man spricht dabei vom thermogenetischen Effekt, der entscheidend dazu beiträgt, dass kleinere Säugetiere unter kühlen Bedingungen überleben können. Auch menschliche Säuglinge verfügen über signifikante Mengen braunen Fettgewebes, das allerdings kurz nach der Geburt mehr und mehr zurückgebildet wird. Im Körper von Erwachsenen befinden sich nur noch sehr geringe Mengen davon.

Und hier löst Sirt-1 etwas wahrhaft Erstaunliches aus. Es schaltet Gene in unserem weißen Fettgewebe an, sodass dieses modifiziert wird und die Eigenschaften von braunem Fettgewebe annimmt. Man spricht hier vom sogenannte »Browning Effect«.[24] Das hat zur Folge, dass unsere Fettspeicher ein völlig anderes Verhalten an den Tag legen – anstatt Energie einzulagern, beginnen sie, diese für den Verbrauch zu mobilisieren.

Die Aktivierung der Sirtuine hat also eine starke und direkte Wirkung auf unsere Fettzellen – sie werden dazu angeregt zu schmelzen. Doch damit nicht genug. Sirtuine wirken sich zudem günstig auf die am Prozess der Gewichtskontrolle beteiligten Hormone aus: Die Aktivierung der Sirtuine verbessert die Insulinaktivität.[25]

Das trägt zur Linderung einer eventuell vorliegenden Insulinresistenz bei, also der Unfähigkeit unserer Zellen, in geeigneter Weise auf Insulin zu reagieren. Und genau das spielt häufig eine zentrale Rolle bei der Gewichtszunahme. Sirt-1 erhöht zudem die Ausschüttung und Aktivität der Schilddrüsenhormone,[26] die ihrerseits den Stoffwechsel und somit auch unsere Fettverbrennung anregen.

FALLSTUDIE

James, Ende 30, ist ein viel beschäftigter Unternehmer. Aufgrund seines äußerst engen Terminplans fühlte er sich erschöpft und ausgelaugt. Schleichend hatte er immer mehr zugenommen und auf der Waage schließlich die 92-Kilo-Marke überschritten. Er fiel nun in die Kategorie adipös. Da es in seiner Familien Fälle von Diabetes gibt, wollte James verhindern, dass auch ihn dieses Schicksal irgendwann ereilen würde. Doch obwohl er immer, wenn seine beruflichen Verpflichtungen es zuließen, Sport trieb, nahm er unaufhaltsam weiter zu.

Nach sieben Tagen mit der Sirtuin-Diät hatte James 3,3 Kilo verloren. Damit wurde er zwar immer noch als adipös eingestuft, doch bot ihm dies eine Ausgangsbasis für langfristigere Veränderungen. Er erkannte, dass eine Gewichtszunahme nichts Unausweichliches war und dass es in seiner Macht lag, etwas dagegen zu tun. Die beste Nachricht für James war jedoch, dass sein Nüchternglukosespiegel deutlich gesunken war. Dieser hatte bereits gefährlich nahe an der Grenze zum Prä-Diabetes gelegen.

Appetitkontrolle

Es gab in unserer Pilotstudie eine Sache, die uns einfach nicht in den Kopf gehen wollte: Trotz einer signifikanten Beschränkung der Kalorienzufuhr verspürten die Probanden kaum Hungergefühle. Ja, manche Teilnehmer schafften es nicht einmal, die vorgesehenen Portionsgrößen zu bewältigen.

Einer der zentralen Vorteile der Sirtuin-Diät besteht darin, dass es nicht nötig ist, lange und intensiv zu fasten. Bei der ersten Diätwoche sprechen wir von der hypererfolgreichen Phase, in der wir moderates Fasten mit einer ganzen Reihe hochwirksamer Sirtfoods kombinieren, um so einen Doppelschlag gegen das Fettgewebe zu führen. Und wie normalerweise üblich bei Fastenkuren, hatten wir erwartet, dass uns von Hungergefühlen berichtet werden würde. Doch dem war nicht so!

Beim Durchkämmen der Forschungsliteratur stießen wir auf die Erklärung dieses Phänomens. Anders als in den übrigen Körperregionen nimmt die Sirt1-Aktivität in einem Teilbereich des Gehirns, dem Hypothalamus, beim Fasten ab.[27] Dadurch nimmt der Appetit zu, während die Menge der aufgewendeten Energie weniger wird. Das ist durchaus logisch, jeder von uns hat das wohl schon einmal erlebt. Wenn wir eine Weile nichts essen, werden wir hungrig, und die Energie schwindet dahin. Indem wir jedoch Fasten mit unserer sirtuinstimulierenden Diät kombinieren, halten wir die Sirt1-Aktivität im Hypothalamus aufrecht, sodass es gar nicht erst zu Hungergefühlen kommt. Das könnte zudem erklären, warum unsere Probanden, von denen viele geistig anspruchsvollen Berufen und einem körperlich forderen Lebensstil nachgehen, nie von einem gesunkenen Energieniveau sprachen. Tatsächlich berichteten manche sogar von gesteigerter Vitalität.

Wie Wissenschaftler interessanterweise gezeigt haben, kommt es auch in fortgeschrittenerem Alter sowie in Folge einer stark zucker- oder fetthaltigen Ernährung zu einem verringerten Sirt1-Spiegel im Hypothalamus.[28] Das erklärt, warum wir mit dem Älterwerden schneller zunehmen und die Vitalität abnimmt und warum wir nach einer hochkalorischen, fett- und zuckerhaltigen Mahlzeit zwar voller Energie stecken, uns aber dennoch lethargisch fühlen.

Wie wir später noch sehen werden, haben Sirtfoods großen Einfluss auf unser Geschmackszentrum; die Speisen, die wir verzehren, bescheren uns mehr Genuss und Sättigung, sodass wir nicht der Versuchung erliegen, uns zu überessen.

Selbst den erfahrensten Diäthaltenden wird das Konzept der Sirtuine wahrscheinlich völlig neu sein. Doch weil Sirtuine die Master-Regulatoren unseres Stoffwechsels sind, zielt jede Schlankheitsdiät, sofern sie wirklich erfolgreich sein soll, im Kern auf die Anregung dieser Enzyme ab. Tragischerweise verhindert unser moderner Lebensstil mit überreichlichem Essensangebot und sitzender Lebensweise die Aktivierung der Sirtuine. Die daraus resultierenden negativen Konsequenzen sind überall zu beobachten.

Doch zum Glück wissen wir heute von der Existenz der Sirtuine, wir wissen, wie sie die Fetteinlagerung regulieren beziehungsweise die Fettverbrennung anregen und – das ist der springende Punkt – wie wir sie aktivieren können. Diesem revolutionären Durchbruch verdanken wir nun auch die Erkenntnis, wie wir wirklich effektiv und nachhaltig abnehmen können.

FALLSTUDIE

Anthony Ogogo ist britischer Profiboxer im Mittelgewicht und holte bei der Olympiade 2012 die Bronzemedaille. Nach einem Jahr Pause, in dem er sich von den Folgen einer Operation erholte, wollte er zu alter Form zurückkehren und stellte dafür unter anderem seine Ernährung um.

Anthony erzählt: »Als ich Aidan und Glen zum ersten Mal traf, wog ich 82 Kilo und musste mein Gewicht daher mindestens auf 72,5 Kilo reduzieren, um wieder professionell im Mittelgewicht boxen zu können. Schon in der Vergangenheit war mir Abnehmen immer schwergefallen. Viele Boxer stützen sich auf temporäre Maßnahmen, deren Erfolg aber nicht von langer Dauer ist und die zudem körperlich nicht sonderlich angenehm sind. Das wollte ich nicht. Ich wollte einen nachhaltigen und effektiven Gewichtsverlust, der vor allem das Fett und nicht die Muskelmasse tangiert, der mich stark, blitzschnell und voller Energie sein ließ. Indem ich Sirtfoods in meine Ernährung integrierte, habe ich dieses Ziel sehr schnell erreicht und fühlte mich bei meinem Comeback im Ring besser denn je.«

ZUSAMMENFASSUNG

- Die Sirtuin-Diät bringt Fettzellen zum Schmelzen, denn die Sirtuine bestimmen darüber, ob wir schlank bleiben oder zunehmen.
- Die Aktivierung von Sirt1 stoppt PPAR γ und hemmt so die Produktion und Einlagerung von Fett.

- Die Sirt1-Aktivierung stimuliert auch PGC-1α, mit der Folge, dass mehr Mitochondrien in unseren Zellen gebildet werden und die Fettverbrennung angekurbelt wird.

- Die Aktivierung von Sirt1 beeinflusst sogar das Verhalten der Fettzellen, die sich eigentlich auf die Speicherung von Energie spezialisiert haben, dergestalt, dass diese schließlich Energie entsorgen.

- Hungergefühle sind während der Sirtuin-Diät äußerst unwahrscheinlich, weil Sirtuine im Gehirn den Appetit regulieren.

3
Master-Regulatoren
des Muskelwachstums

Zu den bemerkenswertesten Erkenntnissen unserer Pilotstudie gehört die Tatsache, dass unsere Teilnehmer keinen Abbau von Muskelmasse verzeichnet hatten, im Gegenteil – in vielen Fällen nahm sie sogar zu. Der durchschnittliche Muskelzuwachs betrug 450 Gramm, wobei es bei manchen Probanden sogar 900 Gramm waren. Damit hatten wir nicht gerechnet. Der klassische Kompromiss bei kalorienreduzierten Diäten besteht für gewöhnlich darin, dass man sich sowohl von Fett wie auch von Muskelmasse zu verabschieden hat. Das ist nicht weiter überraschend, bedenkt man, dass die Körperzellen bei ungenügender Energiezufuhr vom ›Wachstums‹- in den ›Überlebensmodus‹ schalten, um dann die Proteine aus den Muskeln als Energiequelle zu nutzen.

Sirtuine und Muskelmasse

Der Körper verfügt über eine Enzymgruppe, die als Hüter unserer Muskeln fungiert und ihren Abbau unter Stress stoppt: die Sirtuine.[29] Sirt1 ist ein äußerst wirksamer Inhibitor, also Hemmstoff, des Muskelabbaus. Solange Sirt1 aktiviert ist – auch, wenn wir gerade fasten –, wird der Muskelabbau unterbunden, und wir verbrennen weiterhin Fett, um Energie zu gewinnen.

Doch die vorteilhafte Wirkung von Sirt1 beschränkt sich nicht nur auf den Erhalt der Muskelmasse. Sirtuine arbeiten in der Tat daran, unsere Skelettmuskelmasse zu erhöhen.[30–32] Um dieses Phänomen erklären zu können, müssen wir uns in die spannende Welt der Stammzellen begeben. Unsere Muskeln enthalten eine bestimmte Art der Stammzelle, genannt Satelliten-Stammzellen, die das Muskelwachstum und die Regeneration kontrollieren. Satelliten-Stammzellen befinden sich meist im Ruhezustand, werden jedoch aktiviert, sobald der Muskel beschädigt oder belastet wird. Das ist der Grund, warum unsere Muskeln durch Krafttraining oder ähnliche Tätigkeiten wachsen. Für die Aktivierung der Satelliten-Stammzellen ist Sirt1 unbedingt erforderlich. Fehlt diese Aktivität, so sind die Muskeln deutlich kleiner, da sie dann außerstande sind, sich zu entwickeln oder effektiv zu regenerieren.[33] Indem wir die Sirt1-Aktivität erhöhen, regen wir also unsere Satellitenzellen an, die wiederum das Wachstum der Muskeln und ihre Regeneration fördern.

Sirtfoods versus Fasten

Das bringt uns zu einer wichtigen Frage: Wenn die Sirtuin-Aktivierung die Muskelmasse erhöht, weshalb kommt es dann beim Fasten zu einer Verringerung unserer Muskelmasse? Schließlich werden beim Fasten ebenfalls die Sirtuine stimuliert. Und so kommen wir zu einem der größten Nachteile von Fastenkuren: Der Aufbau der Skelettmuskulatur ist nicht an allen Stellen gleich. Es gibt zwei Hauptarten, die der Einfachheit halber als Typ-1- und Typ-2-Muskulatur bezeichnet werden sollen. Die Typ-1-Muskulatur wird für länger andauernde Aktivitäten gebraucht, während Typ-2-Muskeln bei kurzen Phasen intensiverer Aktivität zum Einsatz kommen. Und hier wird das Ganze interessant: Beim Fasten wird *ausschließlich* die Sirt1-Aktivität in den Typ-1-Muskelfasern erhöht, nicht aber in jenen vom Typus 2.[34] Daher bleibt die Fasergröße der Typ-1-Muskeln beim Fasten gleich und kann sogar beträchtlich anwachsen.[35] Leider geht die Sirt1-Aktivität im Gegensatz dazu in den Typ-2-Muskeln rapide zurück. Die Folge ist, dass die Fettverbrennungsrate abnimmt und stattdessen irgendwann zur Energiegewinnung Muskeln abgebaut werden.

Aus diesem Grund sind Fastenkuren für unsere Muskeln eine Art zweischneidiges Schwert, da sie unseren Typ-2-Muskelfasern einen schweren Schlag verpassen. Mit diesen Typ-2-Muskelfasern wird ein Großteil unserer definierten Muskeln in Mitleidenschaft gezogen. Obwohl die Masse an Typ-1-Fasern zunimmt, beobachten wir beim Fasten generell einen Rückgang von Muskelmasse. Wären wir in der Lage, diesen Abbau zu stoppen, würden wir durch Fasten nicht nur besser aussehen, wir würden darüber hinaus auch die Fettverbrennung weiter ankurbeln. Bewerkstelligen lässt sich dies, indem man den mit dem Fasten einhergehenden Rückgang an Sirt1 in den Typ-2-Muskelfasern bekämpft.

Forscher der Harvard Medical School machten mit einer Studie an Mäusen die Probe aufs Exempel. Sie bewiesen, dass durch die Stimulierung der Sirt1-Aktivität in den Typ-2-Fasern beim Fasten die Signale für den Muskelabbau ausgeschaltet werden und es auf diese Weise nicht zu einem Verlust an Muskelmasse kommt.[36]

Die Wissenschaftler gingen sogar noch einen Schritt weiter. Sie untersuchten die Auswirkungen einer erhöhten Sirt1-Aktivität auf die Muskeln, wenn die Mäuse nicht auf Diät gesetzt, sondern ordentlich gefüttert wurden, und fanden heraus, dass dies rasantes Muskelwachstum auslöste. Innerhalb von nur einer Woche ließ sich an jenen Muskelfasern mit erhöhter Sirt1-Aktiviät ein Wachstum um 20 Prozent ihres eigenen Gewichts beobachten.[37]

Zwar fällt der Effekt hier milder aus, dennoch sind diese Erkenntnisse dem Ergebnis unserer Pilotstudie zur Sirtuin-Diät sehr ähnlich. Durch die Steigerung der Sirt1-Aktivität mittels sirtfoodreicher Kost hatten nur sehr wenige unserer Probanden einen Muskelschwund zu verzeichnen, während bei einigen von ihnen die Muskelmasse sogar zunahm – schließlich handelt es sich bei der Diät lediglich um eine moderate Form des Fastens.

FALLSTUDIE

David Haye, von dem bereits die Rede war, ist ehemaliger Boxweltmeister im Schwergewicht. Nachdem er aufgrund einer Schulterverletzung, die beinahe das Ende seiner Karriere bedeutet hätte, drei Jahre lang nicht im Ring gewesen war, erlebt er nun ein äußerst erfolgreiches Comeback und ist dabei, den Weltmeistertitel zurückzugewinnen.

David hat sich den Ruf als einer der talentiertesten Boxer der Welt erworben, war in der Schwergewichtsklasse jedoch häufig mit Gegnern konfrontiert, die zehn bis 20 Kilogramm mehr an Muskelmasse mit sich herumtrugen als er. Erschwerend kam hinzu, dass er aufgrund seiner langen Verletzungspause zehn Kilo mehr Körperfett hatte, als es bei einem Boxchampion seiner Kategorie ideal gewesen wäre.

Um wieder in den Ring zurückkehren zu können, musste er zugleich Muskelmasse auf- und Fettanteil abbauen. David, der ein begeisterter Befürworter pflanzenbasierter Ernährungsformen ist, übernahm rückhaltlos die Sirtfood-Methode, und die Erfolge ließen nicht lange auf sich warten. David war begeistert: »Sirtfoods waren eine Offenbarung. Durch die Integration von Sirtfoods in meinen Speiseplan habe ich eine Körperzusammensetzung und ein Wohlbefinden erreicht, wie ich es mir nie hätte träumen lassen. Das hat mir den Weg zurück in den Ring geebnet, sodass ich mich in der Lage fühle, mir den Weltmeistertitel im Schwergewicht zurückzuholen. Ich habe die Vorzüge der vegetarischen Ernährung schon immer geschätzt, und die Entdeckung der Sirtfoods bekräftigt mich nur darin und in der Ansicht, dass wir mehr davon essen sollten. Mein Geheimtipp, um körperlich wieder zu Höchstform aufzulaufen? Eine Ernährung, die größtenteils aus Sirtfoods besteht.«

Die Muskeln jung erhalten

Es geht nicht allein um die Größe unserer Muskeln. Die positiven Auswirkungen von Sirt1 erstrecken sich auch auf deren Funktion. Mit fortschreitendem Alter nimmt die Fähigkeit der Muskeln, Sirt1 zu aktivieren, ab. Das macht sie weniger empfänglich für die Auswirkungen von Training und anfälliger für Beschädigungen durch freie Radikale und Entzündungen, die in sogenanntem oxidativem Stress münden können. Nach und nach verkümmern die Muskeln, werden schwächer und ermüden schneller. Doch wenn wir die Sirt1-Aktivität erhöhen, können wir den altersbedingten Verfall aufhalten.[38–40]

In der Tat löst die Aktivierung von Sirt1, die darauf abzielt, den altersbedingt normalen Verlust an Muskelmasse und -funktion zu stoppen, einen positiven Dominoeffekt aus – der Knochenabbau sowie die Ausbreitung chronischer Entzündungserkrankungen (auch als »Entzündungsaltern« oder »inflammaging« bezeichnet) werden angehalten, Mobilität und allgemeine Lebensqualität verbessert.

Doch wenn Sie nun glauben, diese Vorteile träfen nur auf ältere Leute zu – weit gefehlt. Die Auswirkungen des Alterns machen sich bereits ab 25 Jahren bemerkbar, denn dann beginnt der Prozess des Muskelabbaus. Mit 40 Jahren haben wir bereits zehn Prozent unserer Muskelmasse eingebüßt (obwohl das allgemeine Körpergewicht meist zunimmt), mit 70 sind es schon 40 Prozent. Es gibt jedoch immer mehr Hinweise darauf, dass dieser Prozess durch die Stimulation der Sirtuine verhindert und sogar umgekehrt werden kann.

Ob Muskelabbau, -wachstum oder -funktion, die Aktivität der Sirtuine spielt bei all dem eine Schlüsselrolle. So ist es kein Wunder, dass die Sirtuine in einem kürzlich erschienenen Bericht in der angesehenen medizinischen Fachzeitschrift *Nature* als Master-Regulatoren des Muskelwachstums bezeichnet wurden, wobei die Erhöhung der sirtuinen Aktivität als einer der vielversprechendsten neuen Wege in der Bekämpfung des Muskelschwunds und damit einhergehend in der Verbesserung der allgemeinen Lebensqualität sowie der Verhütung von Krankheiten und vorzeitigen Todesfällen beschrieben wird.[41]

Sirtuine, so haben wir auch in unserer Pilotstudie herausgefunden, treiben den Gewichtsverlust voran und helfen zugleich dabei, Muskelmasse aufzubauen – und das alles allein durch eine sirtfoodreiche Ernährung.

Doch das ist nur der Anfang. Im nächsten Kapitel werden wir sehen, dass die Vorzüge der Sirtfoods sehr viel weiter reichen, dass sie alle Aspekte der Gesundheit und der Lebensqualität tangieren.

ZUSAMMENFASSUNG

- Obwohl die Probanden unserer Pilotstudie insgesamt abnahmen, blieb ihre Muskelmasse konstant und nahm in einigen Fällen sogar zu. Das liegt an der Eigenschaft der Sirtuine als Master-Regulatoren der Muskeln.
- Durch die Aktivierung der Sirtuine kann sowohl der Abbau von Muskeln verhindert als auch deren Regeneration unterstützt werden.

- Die Aktivierung von Sirt1 kann außerdem dazu beitragen, den sukzessiven Muskelabbau, zu dem es mit fortschreitendem Alter kommt, aufzuhalten.
- Die Aktivierung der Sirtuine verhilft Menschen fortgeschrittenen Alters nicht nur zu einer schlankeren Figur, sondern auch zu besserer Gesundheit und größerer Vitalität.

4

Wunder des Wohlbefindens

Wie man es auch dreht und wendet, den Kampf ums Körpergewicht scheinen die meisten von uns zu verlieren. Die Adipositasraten explodieren, und eine ganze Reihe von damit zusammenhängenden Krankheiten sind auf dem Vormarsch. Aktuell leidet mindestens jeder Dritte an Herzerkrankungen, und unglaubliche sechs von zehn Menschen haben zu hohen Blutdruck. Jeder Zehnte ist Diabetiker, und weitere vier von zehn Menschen stehen kurz davor, dieses Schicksal zu teilen. Wenn Ihnen zwei Frauen im Alter von über 50 gegenüberstehen, können Sie davon ausgehen, dass eine der beiden einen osteoporosebedingten Knochenbruch erleiden wird. Zwei von fünf Mitbürgern werden irgendwann in ihrem Leben die Diagnose Krebs erhalten. Und in der Zeit, die ein durchschnittlicher Leser für die Lektüre einer Seite dieses Buches benötigt, entwickelt sich ein neuer Fall von Alzheimer – und dabei haben wir lediglich die USA betrachtet. In Europa sehen die Zahlen zum Teil nicht besser aus. Trotz all der großartigen Fortschritte in der modernen Medizin wird die Gesellschaft dicker und kränker – 70 Prozent aller Todesfälle lassen sich auf chronische Leiden zurückführen, eine wahrhaft schockierende Zahl. Wir brauchen radikale Veränderungen, und das schnell.

Dabei könnten wir, wie wir gesehen haben, sofort mit den Veränderungen anfangen. Durch die Aktivierung unserer uralten Enzyme, der Sirtuine, lässt sich die Fettverbrennung deutlich ankurbeln und gleichzeitig für einen schlankeren und muskulöseren Körper sorgen. Und weil die Sirtuine Dreh- und Angelpunkt unseres Stoffwechsels und die Master-Regulatoren unserer Biologie sind, erstreckt sich ihre Bedeutung bei weitem nicht nur auf unsere Körperzusammensetzung, sondern auch auf sämtliche Facetten unseres Wohlbefindens.

Sirtuine und die 70 Prozent

Denken Sie an irgendeine Krankheit, die Sie mit dem Älterwerden in Verbindung bringen – die Wahrscheinlichkeit ist hoch, dass diese mit einem Mangel an sirtuiner Aktivität zusammenhängt. Beispielsweise kommt die Aktivierung der Sirtuine der Herzgesundheit zugute, die Muskelzellen werden geschützt, sodass die Herzmuskeln besser arbeiten können.[42] Auch die Funktionsweise der Arterien wird verbessert, Cholesterin kann effektiver verarbeitet werden, was uns vor einer Verstopfung der Arterien, genannt Arteriosklerose, bewahrt.[43]

Wie steht es um Diabetes? Die Aktivierung der Sirtuine erhöht die ausgeschüttete Insulinmenge und trägt dazu bei, dass es effizienter im Körper arbeiten kann.[44] Zufällig beruht die positive Wirkung eines der am häufigsten eingesetzten Medikamente gegen Diabetes auf Sirt1. Und wirklich erforscht ein Pharmaunternehmen gerade natürliche Sirtuin-Aktivatoren als Zusätze zu Metformin-Präparaten gegen Diabetes; dabei haben Tierversuche ergeben, dass sich damit die Metformindosis bei gleichbleibender Wirkung um sage und schreibe 83 Prozent verringern lässt![45]

Auch in Bezug auf das Gehirn spielen Sirtuine eine wichtige Rolle; so ist ihre Aktivität bei Alzheimer-Patienten beispielsweise deutlich geringer ausgeprägt.

Die Stimulierung der Sirtuine verbessert die Kommunikationssignale im Gehirn, erhöht die kognitive Funktion und lindert Entzündungen. Dies wiederum stoppt die Anhäufung von Beta-Amyloiden sowie die Verklumpung von Tau-Proteinen, zwei der schädlichsten Vorgänge, die wir in Gehirnen von Alzheimerkranken beobachten.[46,47]

Kommen wir zu den Knochen. Osteoblasten sind spezielle Zellen in unseren Knochen, die für die Bildung von neuem Knochengewebe verantwortlich sind. Je mehr Osteoblasten wir haben, desto stärker sind unsere Knochen. Die Aktivierung der Sirtuine fördert nicht nur die Produktion der Osterblasten, sondern erhöht auch ihre Überlebensdauer.[48] Aus diesem Grund ist die sirtuine Aktivität für eine lebenslange Knochengesundheit essentiell.

Das Thema Krebs hat in der Sirtuinforschung zahlreiche Kontroversen ausgelöst, wobei die neuesten Studien darauf hindeuten, dass die Aktivierung der Sirtuine einen Beitrag zur Tumorsuppression leisten kann.[49] Es gibt vor allem auf diesem Gebiet noch sehr viel zu erforschen.

Herzerkrankungen, Diabetes, Demenz, Osteoporose und wahrscheinlich auch noch Krebs: Die Liste der Krankheiten, die sich durch die Aktivierung der Sirtuine verändern oder verhindern lassen, ist beeindruckend. Da mag es wenig überraschen, dass sich genau jene Kulturen an einer besonders langen Lebenserwartung und wenigen Krankheiten erfreuen, die sich traditionell besonders sirtfoodreich ernähren.

Das alles legt uns genau eine Schlussfolgerung nahe: Sie brauchen Ihre Ernährung lediglich mit den wirksamsten Sirtfoods der Welt anzureichern und das zu einer lebenslangen Gewohnheit zu machen. Dann können auch Sie diese Stufe von Gesundheit und Wohlbefinden erreichen und zugleich die Traumfigur erhalten.

FALLSTUDIE

David Carr ist Profisportler und Crewmitglied der Land Rover BAR, der britischen Segelmannschaft, die, unter Führung von Sir Ben Ainslie, zum allerersten Mal in der Geschichte den renommierten America's Cup für Großbritannien gewann.

David trainiert wie ein Spitzensportler, und seine Ernährung, einschließlich der von ihm eingenommenen Supplemente, kann nicht anders als mit gesund beschrieben werden. Allerdings kam er sich nach eigenen Aussagen immer vor »wie der fette Sportler«, und es ärgerte ihn, dass er sich besser ernährte und härter trainierte als die meisten anderen Athleten in seinem Umfeld, die dennoch schlanker waren. Trotz seines Trainings und der gesunden Ernährung hatte er mit seinen hohen Blutzucker-, Cholesterin- und anderen Blutfettwerten ein erhöhtes Risiko für Stoffwechselerkrankungen.

Mit einer sirtfoodreichen Diät, die unter anderem als Eckpfeiler seines Ernährungsplans einen allmorgendlichen Sirtfood-Drink umfasste, erzielte David fantastische Ergebnisse. Innerhalb von sechs Monaten hatte er von ursprünglich 104 Kilogramm auf sein Wunschgewicht von 93 Kilo abgespeckt und damit ganze elf Kilo abgenommen. Seine Körperfettanteil sank um die Hälfte auf sieben Prozent, damit gehörte er zur absoluten Elite in seinem Bereich. Und, wie er selbst erklärt, »immer, wenn ich im aeroben Bereich trainiere, stelle ich persönliche Bestleistungen auf und bin stärker denn je«. Es war ihm nun nicht nur anzusehen, dass er Topathlet war, er wirkte darüber hinaus auch noch deutlich gesünder. Und seine Blutuntersuchungen bestätigten diesen Eindruck. Wie die Tests zeigten, ergaben sich bei David folgende Verbesserungen:

- Eine Reduktion des »schlechten« LDL-Cholesterins um 45 Prozent.
- Eine Erhöhung des »guten« Cholesterins um 29 Prozent.
- Ein Rückgang der Triglyceride (Blutfette) um 80 Prozent.
- Der Blutzuckerspiegel war so weit gesunken, dass er, der zuvor noch an der Schwelle zur Prä-Diabetes gestanden hatte, nun wieder im Normalbereich lag.

Seitdem David seinen Ernährungsplan auf die Basis von Sirtfoods gestellt hat, vollbringt er nicht nur Bestleistungen, sondern hat auch sein Risiko, irgendwann an Herzleiden und Diabetes zu erkranken, komplett umgekehrt.

ZUSAMMENFASSUNG

- Trotz aller Fortschritte in der modernen Medizin werden die Menschen in unserer Gesellschaft immer dicker und kränker.

- 70 Prozent aller Todesfälle können auf chronische Erkrankungen zurückgeführt werden, die in den allermeisten Fällen mit einer niedrigen sirtuinen Aktivität zusammenhängen.

- Durch die Aktivierung der Sirtuine lassen sich die wichtigsten chronischen Erkrankungen unserer westlichen Welt verhindern.

- Mithilfe einer Ernährung, die zu einem Großteil aus Sirtfoods besteht, können Sie hinsichtlich Lebenserwartung und Wohlergehen dieselbe Stufe erreichen wie die gesündesten und langlebigsten Kulturen der Welt.

5

Sirtfoods

Wir wissen inzwischen, dass es sich bei Sirtuinen um eine uralte Gruppe von Enzymen handelt, die in der Lage sind, die Fettverbrennung und den Muskelaufbau zu unterstützen und uns äußerst gesund zu erhalten. Sirtuine können durch Kalorienrestriktion, Fasten und Sport aktiviert werden, doch es gibt noch eine weitere revolutionäre Methode, um dies zu erreichen: die Ernährung. All die Speisen, die unsere Sirtuine am wirksamsten stimulieren, bezeichnen wir als Sirtfoods.

Jenseits von Antioxidantien

Um die vorteilhafte Wirkung von Sirtfoods wirklich ganz zu verstehen, muss man genauer hinschauen, warum Nahrungsmittel wie Obst und Gemüse eigentlich so gesund sind. Dass sie es sind, darüber besteht keinerlei Zweifel. Stapelweise Studien belegen schließlich, dass im Rahmen von Ernährungsformen, die reich an Obst, Gemüse und pflanzlicher Kost sind, generell das Risiko für zahlreiche chronische Krankheiten signifikant niedriger ist, darunter auch die häufigsten Todesursachen wie Herzleiden und Krebs.

Zurückgeführt wurde dies bisher stets auf den hohen Nährstoffgehalt, also auf Vitamine, Mineralien und natürlich Antioxidantien. Wir werden hier jedoch eine völlig andere Geschichte erzählen.

Der Grund, warum Sirtfoods so gesund sind, hat nicht nur etwas mit den allseits bekannten Nährstoffen zu tun, von denen stets die Rede ist. Sicher, das alles sind wertvolle Substanzen, die Sie mit der Nahrung aufnehmen müssen, doch es gibt da noch etwas völlig anderes, sehr Spezielles hinsichtlich der Sirtfoods. Wir stellen dabei den bisherigen Erklärungsansatz einmal auf den Kopf und behaupten, Sirtfoods seien *nicht* deshalb so gesund, weil sie den Körper mit essentiellen Nährstoffen und Antioxidantien versorgen, um die schädigende Wirkung der freien Radikale zu beseitigen, sondern, ganz im Gegenteil – weil sie voller schwacher Toxine stecken? In einer Welt, in der beinahe jedes »Superfood« wegen seines Antioxidantienreichtums aggressiv vermarktet wird, klingt das verrückt. Doch diese revolutionäre Idee ist es wert, sich mit ihr auseinanderzusetzt.

Was Sie nicht umbringt, macht Sie stärker

Kehren wir für einen Moment zu den anerkannten Methoden der Sirtuin-Aktivierung zurück: Fasten und Sport. Wie wir gesehen haben, wurde in Studien bereits wiederholt gezeigt, dass sich eine Einschränkung der Kalorienzufuhr äußerst positiv auf den Gewichtsverlust, die Gesundheit und sehr wahrscheinlich auch auf die Lebenserwartung auswirkt.

Dann wäre da noch der Sport, der, regelmäßig ausgeführt, erwiesenermaßen die Sterbewahrscheinlichkeit drastisch reduziert.[50] Doch was haben diese beiden gemeinsam?

Die Antwort lautet: Stress. Beide verursachen eine milde Form von Stress, die den Körper dazu anregt, sich anzupassen, indem er leistungsstärker und belastbarer wird. Es ist die körperliche Reaktion auf diese milden, stressigen Reize – seine Adaption –, die uns auf lange Sicht fitter, gesünder und schlanker macht. Und wie wir bereits wissen, werden diese äußerst vorteilhaften Adaptionen von den Sirtuinen orchestriert, die angesichts dieser Stressoren eingeschaltet werden und eine Reihe positiver Veränderungen im Körper auslösen.

Der Fachbegriff für diese Anpassungsreaktion auf Stress lautet Hormesis. Er bezeichnet die Hypothese, dass giftige Substanzen oder Belastungen, die in hohen Mengen schädlich oder tödlich wären, in geringen Dosen eine positive Wirkung auf uns haben können. Oder aber, wenn Sie so wollen, »was Sie nicht umbringt, macht Sie stärker«. Und genau das ist das Prinzip, nach dem Fasten und Bewegung funktionieren. Hungern ist letztendlich tödlich, während exzessives Training unserer Gesundheit ebenso wenig zuträglich ist. In extremer Ausprägung sind diese Formen von Stress zweifellos schädlich, doch solange der Stress sich in Grenzen hält und zu bewältigen ist, hat er eine äußerst positive Wirkung.

Polyphenole

Und jetzt wird die Sache erst richtig faszinierend. Alle lebenden Organismen durchlaufen den Prozess der Hormesis. Völlig unterschätzt wurde bisher allerdings, dass dies auch auf die Pflanzenwelt zutrifft.[51] Während wir Pflanzen normalerweise nicht mit anderen lebenden Organismen auf eine Stufe stellen, schon gar nicht mit uns Menschen, teilen wir mit ihnen auf chemischer Ebene in der Tat die gleichen Reaktionsmuster auf unsere Umwelt.

Das mag befremdlich klingen, ergibt aber durchaus Sinn, wenn wir das Ganze aus dem Blickpunkt der Evolution betrachten, weil sich eben alle Lebewesen auf der Basis von Erfahrungen entwickeln und mit Belastungen durch die Umwelt zu kämpfen haben, wie zum Beispiel Dehydrierung, Sonnenlicht, Nährstoffmangel oder Krankheitserreger.

Und das ist noch nicht alles: Die pflanzliche Reaktion auf Stress ist im Vergleich zu unserer sehr viel komplexer.[52] Denken Sie einmal darüber nach: Ist es zu heiß, finden wir Schatten; werden wir angegriffen, können wir fliehen. Pflanzen sind im Gegensatz dazu ortsgebunden, und es bleibt ihnen nichts anderes übrig, als all die Extreme zu erdulden. Infolgedessen haben sie im Lauf der letzten Milliarden Jahre ein ausgeklügeltes Stressreaktionssystem entwickelt, das alles, das wir in dieser Hinsicht zu bieten haben, arm aussehen lässt. Sie stellen zu diesem Zweck eine riesige Bandbreite an pflanzlichen Substanzen her – genannt Polyphenole –, die es ihnen ermöglichen, sich an ihre Umgebung anzupassen und zu überleben. Wenn wir diese Pflanzen nun konsumieren, konsumieren wir zugleich diese polyphenolen Nährstoffe. Deren Wirkung ist enorm: Sie aktivieren unsere angeborenen Stressreaktionspfade. Wir sprechen hier über exakt dieselben Pfade, die auch durch Fasten und Sport angeregt werden, die Sirtuine.

Diese Vorgehensweise, sich den Stressreaktionsmechanismus der Pflanzen zunutze zu machen, wird Xenohormesis genannt.[53, 54] Die Konsequenzen sind bahnbrechend. Man könnte sagen, wir lassen Pflanzen für uns die Schwerstarbeit erledigen, sodass sie uns selbst erspart bleibt. Tatsächlich werden diese pflanzlichen Bestandteile heute als kalorienreduzierende Mimetika bezeichnet, weil sie in der Lage sind, dieselben positiven Veränderungen in unseren Zellen anzustoßen, beispielsweise die Fettverbrennung, wie sie sich auch während einer Fastenkur beobachten lassen.[55, 56] Und weil sie uns Signalverbindungen bereitstellen, die deutlich höher entwickelt sind als jene, die wir selber produzieren können, lassen sich mit ihrer Hilfe Ergebnisse erzielen, die weiter reichen als alles, was Fasten oder Sport alleine bewirken.

> Weil wildwachsende oder auch biologisch angebaute Pflanzen zur Sicherung ihres Überlebens eine größere Anpassungsleistung vollbringen müssen, wirken sie aufgrund ihres höheren Polyphenolgehalts effektiver als ihre Pendants aus der intensiven beziehungsweise konventionellen Landwirtschaft.

Sirtfoods

Während sämtliche Pflanzen über diese Stressreaktionsmechanismen verfügen, haben sich darunter nur vereinzelt Sorten entwickelt, die nennenswerte Mengen der sirtuinaktivierenden Polyphenole produzieren. Diese Pflanzen bezeichnen wir als Sirtfoods. Eine Ernährung, die vorwiegend aus Sirtfoods besteht, aktiviert unsere eigenen Sirtuine und ist eine revolutionäre Alternative zu Hungerkuren und Sport. Und das Allerbeste: Für diese Methode sollen Sie sich den Teller vollschaufeln mit Sirtfoods anstatt zu darben!

Es ist alles so wunderbar einfach, dass schnell der Eindruck entsteht, es müsse da doch einen Haken geben. Doch dem ist nicht so. Es handelt sich hier um die Ernährungsform, wie sie die Natur für uns vorgesehen hat – Magenknurren oder Kalorienzählen, meist Begleiterscheinungen moderner Diäten, haben keinen Platz. Nicht wenige Leser werden bereits ihre Erfahrungen mit unangenehmen Fastenkuren gemacht haben, deren anfänglicher Gewichtsverlust sich bereits verflüchtigt, noch bevor der Körper rebelliert und es überhaupt zum berüchtigten Dominoeffekt kommen kann. Bei diesen Lesern wird verständlicherweise allein der Gedanke an einen weiteren Ratgeber, der das gefürchtete D-Wort im Titel trägt und sich mit vermeintlich falschen Versprechungen brüstet, ein Schaudern auslösen. Doch vergessen Sie nicht: Der moderne Ernährungsansatz ist erst 150 Jahre alt; Sirtfoods hingegen wurden vor Milliarden von Jahren von der Natur »entwickelt«.

Jetzt brennen Sie wahrscheinlich darauf, zu erfahren, um welche Nahrungsmittel es sich bei den Sirtfoods konkret handelt. Und so präsentieren wir Ihnen hier unsere Top 20 der Sirtfoods.

	Sirtfood	Hauptbestandteile, die Sirtuin aktivieren
1	Bird Eye Chilis	Luteolin, Myricetin
2	Buchweizen	Rutin
3	Kapern	Kaempferol, Quercetin
4	Sellerie, einschließlich der Blätter	Apigenin, Luteolin
5	Kakao	Epicatechin
6	Kaffee	Kaffeesäure, Chlorogensäure
7	Olivenöl extra vergine	Oleuropein, Hydroxytyrosol
8	grüner Tee (insbesondere Matcha-Grüntee)	Epigallocatechingallat (EGCG)
9	Grünkohl	Kaempferol, Quercetin
10	Liebstöckel	Hydroxytyrosol
11	Medjool-Datteln	Gallussäure, Kaffeesäure
12	Petersilie	Apigenin, Myricetin
13	roter Chicorée	Luteolin
14	rote Zwiebeln	Quercetin
15	Rotwein	Resveratrol, Piceatannol
16	Rucola	Quercetin, Kaempferol
17	Soja	Daidzein, Formononetin
18	Erdbeeren	Fisetin
19	Kurkuma	Curcumin
20	Walnüsse	Gallussäure

ZUSAMMENFASSUNG

- Wir müssen die Idee, Obst, Gemüse und pflanzliche Lebensmittel seien vor allem aufgrund ihres hohen Gehalts an Vitaminen und Antioxidantien so gesund, radikal überdenken.

- Sie haben, ebenso wie Fasten und Sport, deshalb eine positive Wirkung, weil sie natürliche Substanzen enthalten, die unsere Zellen einer milden Form von Stress aussetzen.

- Weil Pflanzen ortsgebunden sind, haben sie einen äußerst komplexen Stressreaktionsmechanismus entwickelt und produzieren Polyphenole, die es ihnen ermöglichen, sich an die Herausforderungen ihrer Umwelt anzupassen.

- Indem wir diese Pflanzen verzehren, aktivieren ihre Polyphenole unsere Stressreaktionspfade – unsere Sirtuine –, wobei die Auswirkungen von Kalorienrestriktion und Bewegung imitiert werden.

- All jene Lebensmittel, die über die wirkungsvollsten sirtuinaktivierenden Eigenschaften verfügen, werden Sirtfoods genannt.

6

Sirtfoods in aller Welt

Inzwischen wissen Sie alles über Sirtuine, verstehen, warum sie eine derart starke Wirkung haben und wie genau diese ausgelöst wird – doch wie lässt sich das im Alltag nutzen?

Seit Urzeiten strebt der Mensch danach, eine Art Lebenselixier zu finden. Zahlreiche Geschichten aus alten Religionen und Mythen künden von bestimmten Speisen, deren Genuss nur Göttern und Kaisern vorbehalten war. Speisen, denen man nachsagte, dass sie einem Macht, Kraft oder sogar Unsterblichkeit verleihen würden. Selbstverständlich ist das dem Bereich der Sagen und Märchen zuzuordnen, doch mit der Entdeckung der Sirtfoods kommt es zum allerersten Mal in der Geschichte zu einer Überschneidung von Mythologie und Realität.

Die Blauen Zonen

Während es mit der Gesundheit der US-Amerikaner und Europäer nicht gerade zum Besten steht, gibt es einzelne Regionen auf der Welt, genannt die »Blauen Zonen«, wo die Menschen traditionell deutlich mehr Sirtfoods verzehren, als wir es im Rahmen unserer typisch westlichen Ernährung für gewöhnlich tun. In der Tat deutet alles in diesen Kulturen darauf hin, dass die Vorteile einer sirtfoodreichen Ernährung noch unsere kühnsten Erwartungen übertreffen. Die Bewohner der Blauen Zonen haben im Vergleich zu uns im Schnitt nicht nur eine längere Lebenserwartung, sondern, was viel wichtiger ist, sie erhalten sich ihre jugendliche Vitalität bis ins hohe Alter. Die Raten für Alzheimer, Krebs, Diabetes, Herzkrankheiten und Osteoporose sind in den Blauen Zonen unglaublich niedrig. Fahren Sie hin, und Sie werden Menschen sehen, die 90 Jahre und älter sind, die wandern, tanzen, Radfahren und arbeiten. Sie treiben keinen Sport, um abzunehmen, das ist nicht nötig – ja, es gibt nicht einmal Fitnessstudios. Lassen Sie sich ruhig in ein Gespräch mit diesen Leuten verwickeln – möglicherweise bekommen Sie zu hören, wie großartig ihr Sexualleben immer noch ist! Und, wenig überraschend, es handelt sich bei diesen Kulturen auch noch um die schlankesten der Welt.

Ran an den Kakao!

Um dieses erstaunliche Phänomen besser zu verstehen, werden wir einen kleinen Ausflug zu den San-Blas-Inseln von Panama unternehmen, der ursprünglichen Heimat der Kuna. Diese haben internationale Bekanntheit erlangt, weil sie immun gegenüber Bluthochdruck zu sein scheinen und bemerkenswert niedrige Raten von Adipositas, Diabetes, Krebs und vorzeitigen Todesfällen aufweisen. An der Wende zum 21. Jahrhundert förderte ein Forscherteam das Geheimnis der Kuna zutage; ihnen war aufgefallen, dass die Indigenen fast ausschließlich Flüssigkeit in Form eines Getränks zu sich nehmen, das aus heimischem Kakao besteht. Dieser Kakao zeichnet sich durch einen ungeheuren Reichtum an einer ganz bestimmten Gruppe von Polyphenolen aus, den Flavanolen, darunter insbesondere Epicatechin, das ihn zu einem Sirtfood macht.

Doch woher konnte man wissen, dass es just der Kakao war, der die robuste Gesundheit der Kuna begründete? Die Antwort auf diese Frage liefert eine Beobachtung, die die Forscher machten. Jene Kuna, die auf das Festland nach Panama Stadt emigriert waren, nahmen nur noch handelsüblichen Kakao aus intensiver Landwirtschaft zu sich, der aufgrund seiner Verarbeitung keine Flavanole mehr enthält – mit der Folge, dass sich die gesundheitliche Besserstellung in Luft auflöste.[57]

Das Beispiel der Kuna ist nur ein kleines Teilchen einer stetig wachsenden Fülle an Beweisen dafür, dass flavanolreicher Kakao eine außergewöhnlich starke gesundheitsfördernde Wirkung hat. Klinische Studien haben gezeigt, dass stark flavanolhaltiger Kakao den Blutdruck, den Blutfluss, die Blutzuckerregulierung und die Cholesterinwerte zu verbessern vermag.[58, 59] Aus Analysen geht zudem hervor, dass Kakao auch eine positive Wirkung bei Diabetes[60] und Krebs[61] hat. Überdies verbessert der Konsum von Kakao erwiesenermaßen die Gedächtnisleistung und kredenzt uns, die wir stets auf der Suche nach dem Quell ewiger Jugend unseres Gehirns sind, sozusagen auf dem Silbertablett eine wertvolle kulinarische Option.[62]

Gewürz des Lebens

Kurkuma, auch »indisches Gold« genannt, wird in der ayurvedischen Medizin seit über 4000 Jahren wegen seiner wundheilenden und entzündungshemmenden Eigenschaften geschätzt. Heute wissen wir, dass die Heilwirkung dieses Gewürzes auf einen seiner Bestandteile zurückzuführen ist, das Curcumin, das mit zu den bedeutendsten sirtuinaktivierenden Nährstoffen gehört und es zu einem Sirtfood macht.

In der traditionellen indischen Küche ist es ein häufig verwendetes Gewürz, und man geht davon aus, dass sich die indische Krebsrate, die signifikant unter der in den westlichen Nationen liegt, zu einem großen Teil daraus erklären lässt. Interessanterweise steigt die Krebsrate um 50 bis 75 Prozent, sobald Inder in die USA oder nach Großbritannien ziehen und ihre traditionelle Ernährungsweise aufgeben.[63] Zwar könnte die Ursache dafür auch in einer Reihe anderer Lebensstilfaktoren liegen, doch inzwischen wurde wissenschaftlich bewiesen, dass Curcumin krebshemmende Eigenschaften besitzt.

Darüber hinaus wächst die Zahl der Belege für weitere gesundheitliche Vorteile, die aus der sirtuinaktivierenden Wirkung resultieren. In kürzlich durchgeführten Studien haben Forscher herausgefunden, dass eine speziell hergestellte Form des Curcumins, die vom Körper leichter aufgenommen werden kann, sich günstig auf Cholesterin- und Blutzuckerspiegel auswirkt sowie Entzündungen zu lindern vermag.[64] In einer Studie wurde die Wirkung von Curcumin auf Kniegelenksarthrose untersucht. Dabei erwies es sich als ebenso wirksam wie die üblicherweise verabreichten Schmerzmittel.[65] Und bei Patienten, die an Typ-2-Diabetes im Frühstadium litten, verbesserte sich nach dem täglichen Verzehr von nur einem Gramm Kurkuma das Arbeitsgedächtnis.[66]

Die Wirkung von Curcumin ist begrenzt, weil es vom Körper schlecht aufgenommen werden kann. Allerdings haben Studien gezeigt, dass wir die Absorption drastisch erhöhen können, indem wir es in Flüssigkeit unter Zugabe von Fett und schwarzem Pfeffer kochen. Das trifft haargenau auf die Verwendungsweise in der traditionellen indischen Küche zu, wo das Gewürz üblicherweise mit Ghee und schwarzem Pfeffer für Currys und andere warme Speisen benutzt wird.

Grünes Lebenselixier

Mit grünem Tee haben wir ein weiteres verlockendes Sirtfood. Man geht davon aus, dass die Menschen bereits vor über 4700 Jahren damit begonnen haben, grünen Tee zu trinken, seit nämlich der chinesische Kaiser Shennong (»göttlicher Landmann«) durch einen glücklichen Zufall aus grünen Teeblättern ein wunderbar erfrischendes Getränk zubereitete. Der Ruf von seinen heilenden und medizinischen Fähigkeiten verbreitete sich allerdings erst sehr viel später.

Tatsächlich wird das sogenannte »asiatische Paradox« vor allem auf den in großen Mengen getrunkenen grünen Tee zurückgeführt. Obwohl in Asien, und dabei vor allem in Japan, das Rauchen von Zigaretten deutlich stärker verbreitet ist als bei uns, weist die dortige Bevölkerung eine signifikant niedrigere Rate an Herzerkrankungen auf. Auch zahlreiche Krebsarten sind seltener, darunter solche, die die Prostata betreffen, den Magen, die Lunge oder die Brust. Kein Wunder also, dass der grüne Tee mit einer geringeren Zahl vorzeitiger Todesfälle in Verbindung gebracht wird.

Interessanterweise hat Grüntee auch eine thermogene Wirkung, das heißt, er erhöht die Energiemenge, die vom Körper verbrannt wird, und unterstützt den Fettabbau, während die Muskelmasse unangetastet bleibt. Kombinieren wir grünen Tee mit einer Kost, die vor allem aus grünem Blattgemüse, Soja, Kräutern und Gewürzen (allen voran Kurkuma) besteht, um eine vielfältige, bunte Mischung an Sirtfoods zu erhalten, so unterscheidet sich diese Art der Ernährung kaum von jener auf Okinawa – »den Inseln der 100-Jährigen«. Okinawa mag die ärmste Präfektur Japans sein, dennoch hält es hinsichtlich Langlebigkeit und Anteil der Hundertjährigen an der Bevölkerung den Weltrekord. Die Lebensqualität war derart verblüffend, dass die Forscher vermuteten, die Ursache müsse genetischer Natur sein. Doch dann kam es zur »Verwestlichung« der Ernährung und damit zu einem Anstieg der Adipositasrate; zugleich gab es immer mehr Fälle schwerer Erkrankungen, die die jüngere Generation nun zum ersten Mal heimsuchten, sodass die Idee einer besseren genetischen Veranlagung getrost ad acta gelegt werden konnte.

Mediterrane Küche – ärztlich verordnet

Wollen wir in den Genuss wahrhaft segensreicher Sirt-food-Kombinationen kommen, sollten wir uns ans Mittelmeer begeben. Denn hier isst und trinkt man regelmäßig große Mengen wirkungsvoller Sirtfoods – Olivenöl extra vergine, Nüsse, Beeren, grünes Blattgemüse, Kräuter, Gewürze und natürlich Wein. Diese Form der Ernährung wird in Zusammenhang gebracht mit einer neunprozentigen Senkung von Todesfällen jeglicher Ursache, mit einem deutlich geringeren Auftreten kardiovaskulärer Erkrankungen und degenerativer Hirnerkrankungen wie Alzheimer und sogar Krebs.[67]

Predimed, so der Name einer richtungsweisenden Studie über die Mittelmeerdiät, wurde in Spanien mit beinahe 7400 Probanden durchgeführt, die ein hohes Risiko für Herz-Kreislauf-Erkrankungen mitbrachten. Die Ergebnisse fielen derart positiv aus, dass die Studie nach fünf Jahren vorzeitig beendet wurde. Die Testpersonen, dazu aufgefordert, bewusst mehr Sirtfoods zu verzehren (insbesondere Olivenöl extra vergine und Nüsse, vorzugsweise Walnüsse) erzielten unglaubliche Ergebnisse: Unter anderem nahmen Herz-Kreislauf-Erkrankungen um etwa 30 Prozent ab[68] – ein Ergebnis, von dem Arzneimittelhersteller nur träumen können. Nachfolgestudien zeigten überdies eine 30-prozentige Reduktion von Diabetes[69], einen signifikanten Rückgang der Entzündungswerte[70] sowie die Verbesserung der Gedächtnisleistung wie auch der allgemeinen Gehirngesundheit.[71]

Die Forscher unternahmen noch etwas sehr Interessantes. Sie untersuchten das genetische Profil auf PPAR γ, den (Sie erinnern sich?) Adipositasschurken, dem wir an früherer Stelle bereits begegnet sind. Während einige von uns gegenüber seinem Einfluss eher resistent sind, haben andere weniger Glück und werden von ihm ganz schön in die Pfanne gehauen. Das heißt, sie essen vielleicht genau dasselbe wie alle anderen und nehmen dennoch deutlich schneller zu. Mit der Hilfe von Sirtfoods muss das allerdings nicht so bleiben. Bei jenen, die eine mediterrane Diät befolgten, wurden die negativen Auswirkungen dieses Gens umgekehrt.[72] Kaum zu glauben, aber obwohl die sirtfoodreichere Ernährung nicht eine Kalorie weniger enthielt, stand sie trotzdem im Zusammenhang mit einem 40-prozentigen Rückgang des Adipositasrisikos, insbesondere, was die Fettablagerungen rund um den Bauch betrifft.[73] Vergessen Sie also fettarme Diäten und obsessives Kalorienzählen: Diejenigen, die eine traditionelle mediterrane Ernährung befolgen, werden immer schlanker sein als die durchschnittliche Bevölkerung.

Und da haben wir es. Die Kulturen mit der weltweit niedrigsten Übergewichtsrate und der längsten Lebenserwartung haben eines gemeinsam: Sie essen die größten Mengen Sirtfoods. Diese Menschen sind rank und schlank, ohne auch nur ansatzweise Kalorien zu zählen oder eine Diät zu befolgen. Damit bleibt uns nur noch eins zu tun, nämlich all die Sirtfoods unseres Planeten mit der größten Wirkung zusammenzutragen, um daraus eine Ernährungsform zu kreieren, wie sie die Welt noch nicht gesehen hat. Eine Diät, die das Zeug hat, eine Revolution auf den Gebieten Gesundheit und Gewichtsverlust auszulösen.

ZUSAMMENFASSUNG

- Während Adipositas und chronische Krankheiten in den westlichen Industrienationen um sich greifen, sind die Menschen in den sogenannten Blauen Zonen quasi immun gegenüber diesen Problemen.
- Eine Gemeinsamkeit der Bewohner der Blauen Zonen ist ihre Ernährung, die vorwiegend aus Sirtfoods besteht.
- Zu den klassischen Beispielen gehören die Kuna mit ihrer Vorliebe für Kakao, die mit Kurkuma durchzogene Küche der Inder, das Faible der Japaner für grünen Tee und das Olivenöl als Herzstück der traditionellen mediterranen Ernährung.
- Die Sirtuin-Diät versammelt all diese großartigen Speisen – und mehr – zu der weltbesten Diät, um so die Gesundheit zu verbessern und den Gewichtsverlust zu unterstützen.

7

Die Sirtuin-Diät

Inzwischen sind Sie Experten auf dem Gebiet der Sirtuine; Sie wissen, wie sie unsere Fettverbrennung ankurbeln, die Muskeln erhalten und uns zu einem außergewöhnlich guten Gesundheitszustand verhelfen. Sie haben überdies erfahren, wie Sirtfoods unsere Sirtuine anzuschalten vermögen und dass sie die Ernährungsgrundlage der gesündesten und langlebigsten Bevölkerungsgruppen unseres Planeten darstellen. Und so sind wir nun bereit für die Reise zu einem schlankeren, strafferen und gesünderen Selbst. Lassen Sie uns loslegen: Im Folgenden nehmen wir Sie an die Hand und stellen Ihnen vor, wie die Sirtuin-Diät genau funktioniert.

Die Crème de la Crème

Mit der Sirtuin-Diät haben wir etwas ganz Besonderes erschaffen. Wir haben die wirksamsten Sirtfoods der Welt versammelt und sie zu einer völlig neuartigen »Diät« verwoben. Wir haben die Crème de la Crème der gesündesten Ernährungsformen, die uns bekannt sind, ausgewählt und daraus eine erstklassige Diät konzipiert.

Die gute Nachricht lautet: Sie brauchen nicht von jetzt auf gleich die Essgewohnheiten eines Bewohners von Okinawa anzunehmen oder in der Lage zu sein, wie eine italienische Mamma zu kochen. Das wäre nicht nur völlig an der Realität vorbei, sondern für die Sirtuin-Diät überhaupt nicht erforderlich. In der Tat werden Sie möglicherweise sogar überrascht sein, wie vertraut Ihnen die aufgelisteten Sirtfoods sind (siehe Seite 74). Auch wenn Sie wahrscheinlich nicht alle davon regelmäßig essen, werden es höchstwahrscheinlich zumindest ein paar sein. Warum also nehmen Sie nicht ab?

Die Antwort ergibt sich, wenn wir uns sowohl mit der erforderlichen Quantität als auch mit der Vielfalt näher beschäftigen, die Voraussetzung für zufriedenstellende Ergebnisse sind.

Wie Sie Ihr Soll erfüllen

Gegenwärtig konsumieren die meisten Menschen bei weitem nicht genügend Sirtfoods, um einen starken Fettverbrennungs- beziehungsweise gesundheitsfördernden Effekt auszulösen. Forscher, die den Konsum der fünf wichtigsten sirtuinaktivierenden Nährstoffe (Quercetin,

Myricetin, Kaempferol, Luteolin und Apigenin) in den USA unter die Lupe genommen haben, kamen zu dem Ergebnis, dass jeder US-Bürger im Schnitt magere 13 Milligramm pro Tag zuführt.[74] Ein durchschnittlicher Japaner konsumiert im Gegensatz dazu fünfmal so viel.[75] Vergleichen Sie das mit unserer Sirtuin-Diät-Studie, für die die Probanden mehrere hundert Milligramm sirtuinaktivierender Nährstoffe am Tag verzehrten!

Es geht hier um nichts Geringeres als eine Ernährungsrevolution, für die wir unsere tägliche Zufuhr sirtuinaktivierender Nährstoffe um das bis zu 50-Fache erhöhen. Das mag sich erschreckend oder kaum umsetzbar anhören, doch das ist es nicht. Indem wir die Top-Sirtfoods zusammennehmen und sie in einer Weise kombinieren, die sich reibungslos mit Ihrem hektische Lebensstil vereinbaren lässt, schaffen auch Sie es, mühelos und effektiv die erforderlichen Mengen zu essen, um so von den Vorteilen zu profitieren.

Pflanzen versus Pillen

Sie fragen sich vielleicht gerade, warum Sie die erforderliche Menge Sirtfoodstimulantien nicht einfach in Form einer Pille einnehmen können. Die Pharmaindustrie ist sich ihrerseits durchaus bewusst, dass es sich bei den Sirtuinen um eine Art Schatztruhe handelt, die nur darauf wartet, geöffnet zu werden; alles, was fehlt, ist der richtige Schlüssel. Mehrere hundert Millionen wurden bereits investiert, um genau dieses Ziel zu erreichen, zum einen über die Extraktion der aktiven Komponenten von Sirtfoods (bekanntestes Beispiel ist hier das Resveratrol aus der Traubenhaut), zum anderen durch die Entwicklung synthetischer Moleküle, die darauf abzielen, die Sirtuine zu aktivieren. Die Ergebnisse dieser Bemühungen fielen alles in allem ziemlich enttäuschend aus, was allerdings keine große Überraschung sein dürfte.

Im Rahmen der Ernährung haben wir zwei Möglichkeiten: Die eine besteht darin, sich die Natur und das, was sie im Einklang mit dem Menschen hervorgebracht hat, zunutze zu machen; die andere, über unseren Standpunkt hinauszuwachsen und zu glauben, wir könnten die Natur für uns beanspruchen und sie noch verbessern. Letzteres wurde bereits mehrfach versucht, unter anderem indem einzelne Bestandteil isoliert wurden, um diese in pharmakologischen Dosen verordnen zu können. Das ist genau der Ansatz, der allzu oft zu unerwünschten oder unvorhergesehenen Nebenwirkungen führt, die die Schwachstelle so vieler pharmazeutischer Produkte und damit auch von zahlreichen Nahrungsergänzungsmitteln sind.

DIE MACHT DER SYNERGIE

Wir sind davon überzeugt, dass es besser ist, eine große Bandbreite dieser Super-Nährstoffe in Form von natürlicher Vollwertkost zu konsumieren. Schließlich führen Sie hier noch hunderte anderer bioaktiver sekundärer Pflanzenstoffen zu, die synergetisch wirken und unserer Gesundheit zugutekommen. Wir glauben, dass es besser ist, mit der Natur zusammenzuarbeiten, als gegen sie vorzugehen.

Nehmen wir zum Beispiel den klassischen sirtuinaktivierenden Nährstoff Resveratrol. Wir können ihn in Form eines Nahrungsergänzungsmittels kaum resorbieren, während die Bioverfügbarkeit (sprich, die Menge, die der Körper effektiv davon nutzen kann) in seiner natürlichen Lebensmittelmatrix des Rotweins mindestens das Siebenfaches beträgt.[76, 77] Hinzu kommt die Tatsache, dass Rotwein nicht nur ein, sondern eine Vielzahl von Polyphenolen enthält, die uns in ihrer Summe gesundheitliche Vorteile bringen. Bei einem dieser Polyphenole handelt es sich beispielsweise um den Sirtuin-Aktivator Piceatannol. Forscher erkennen mehr und mehr, welch positive gesundheitsfördernde Wirkung allein das Piceatannol für uns hat. Es leuchtet allerdings sofort ein, dass ein einzelner, isolierter Nährstoff auch nicht annähernd denselben Effekt haben kann, wie wenn er in seiner vollwertigen Form zugeführt wird.

Der Vorteil, sirtuinaktivierende Substanzen mit der

Nahrung aufzunehmen, zeigt sich vor allem, wenn wir anfangen, verschiedene Sirtfoods miteinander zu kombinieren. Nehmen wir beispielsweise Sirtfoods mit hohem Quercetingehalt dazu, verbessern wir die Bioverfügbarkeit resveratrolhaltiger Lebensmittel noch weiter. Doch damit nicht genug, sie ergänzen sich darüber hinaus auch in ihrem Verhalten. Beide rücken dem Fett zu Leibe, doch gibt es feine Unterschiede hinsichtlich der Art, wie sie dies erreichen. Resveratrol unterstützt sehr effektiv die Zerstörung bereits vorhandener Fettzellen, wohingegen Quercetin darin glänzt, die Bildung neuer Fettzellen zu verhindern.[78] In Kombination nehmen wir Fett von beiden Seiten ins Visier und können den Fettabbau somit stärker beeinflussen, als wenn wir lediglich große Mengen von einem einzigen Lebensmittel verzehren.

Und das ist ein Muster, das uns immer wieder begegnet. Lebensmittel, die reich an dem Sirtuin-Aktivator Apigenin sind, verbessern die Absorption von Quercetin aus der Nahrung und steigern dessen Aktivität.[79] Im Gegenzug gibt es nachgewiesenermaßen einen positiven Synergieeffekt zwischen Quercetin und der Aktivität von Epigallocatechingallat (EGCG).[80] EGCG agiert wiederum synergetisch mit Curcumin.[81] Und immer so weiter. Nicht nur sind einzelne Lebensmittel in ihrer kompletten Form wirksamer als isolierte Nährstoffe, es ist die Kombination von Sirtfoods, die uns einen ganzen Wandteppich an gesundheitlichen Vorteilen erschließt, den uns die Natur geknüpft hat – derart verflochten und raffiniert, dass der Versuch, dies künstlich zu übertreffen, zum Scheitern verurteilt ist.

Neben den 20 Lebensmitteln mit dem höchsten Gehalt an sirtuinaktivierenden Bestandteilen, die wir als Basis der Sirtuin-Diät auserkoren haben, um den größtmöglichen Gewichtsverlust und gesundheitlichen Nutzen zu erzielen, gibt es auch noch zahlreiche andere gesunde Nahrungsmittel, deren Genuss wir Ihnen ebenfalls ans Herz legen wollen. Diese haben den Vorteil, dass sie zum Teil besonders gut die Wirkung unserer ausgewählten Sirtfoods zu steigern vermögen.

So arbeiten etwa Leucine, die Proteinbausteine aus der Nahrung, erwiesenermaßen synergetisch mit den Supernährstoffen aus den Sirtfoods zusammen und verstärken auf diese Weise deren positive Wirkung.[32, 83] Daher besteht die Grundlage unserer Mahlzeiten häufig nicht nur aus Sirtfoods, sondern auch aus proteinreichen Speisen, die uns mit der optimalen Menge an Leucinen versorgen, um so die maximale Wirkung der Sirtfoods zu erreichen.

Sicherlich haben Sie schon viel über die gesundheitsfördernden Eigenschaften von fettem Fisch gehört, insbesondere von den darin enthaltenen Omega-3-Fettsäuren. Neuere Studien haben gezeigt, dass Omega-3-Fettsäuren die Arbeitsweise der Sirtuine ebenfalls günstig beeinflussen können.[84] Das hilft uns, besser zu verstehen, warum Fischöl so gesund ist, und fügt der Lebensmittelpalette, die uns zur Verfügung steht, eine weitere Dimension hinzu, die die Wirkung einer sirtuinaktivierenden Diät verstärkt. Wenn Sie sich diese fantastischen Synergien erschließen, werden Sie erkennen, wie effektiv die Sirtuin-Diät ist.

Eine Geschmacksrevolution

Ein grundlegendes Problem konventioneller Diäten besteht darin, dass sie aus kulinarischer Sicht ziemlich zu wünschen übrig lassen. Sie tilgen noch das letzte bisschen Genuss am Essen, sodass man schließlich völlig frustriert wird. Wir hingegen sind der Ansicht, dass Sie beim Abnehmen nicht die Lust am Essen verlieren sollten. Aus diesem Grund sind wir hocherfreut, dass gerade Sirtfoods, ebenso wie die Speisen, die ihre Wirkung noch verstärken (die also einen hohen Gehalt an Proteinen oder Omega-3-Fettsäuren aufweisen), unseren geschmacklichen Vorlieben besonders zu schmeicheln vermögen. Wir haben es hier mit einer optimalen Win-win-Situation zu tun: Die Sirtuin-Diät fördert unsere Gesundheit *und* ist geschmacklich ein Volltreffer!

Lassen Sie uns einen Schritt zurücktreten, um herauszufinden, warum dem so ist. Unsere Geschmacksknospen bestimmen, wie sehr uns eine Mahlzeit zusagt und in welchem Maße uns ihr Verzehr zufriedenstellt. Dafür haben wir sieben Geschmacksrezeptoren. Seit jeher versucht der Mensch, die Geschmacksrichtungen ausfindig zu machen, die diese Rezeptoren stimulieren, um sich so optimal mit Nährstoffen zu versorgen. Je stärker ein Nahrungsmittel diese Geschmacksrezeptoren anregt, desto zufriedener macht uns eine Mahlzeit. Und in der Sirtuin-Diät verfügen wir über die ultimative Speisenauswahl für glückliche Geschmacksknospen, da sie alle Geschmacksrezeptoren maximal zu stimulieren vermögen. Hier ein kurzer Überblick über die sieben wichtigsten Geschmacksrichtungen und Nahrungsmittel, die Ihnen im Rahmen der Sirtuin-Diät begegnen werden: süß (Erdbeeren, Datteln), salzig (Sellerie, Fisch), sauer (Erdbeeren), bitter (Kakao, Grünkohl, Chicorée, Olivenöl extra vergine, grüner Tee); scharf (Chilis, Olivenöl extra vergine), adstringierend (grüner Tee, Rotwein) und umami (Soja, Fisch, Fleisch).

Uns ist aufgefallen: Je ausgeprägter die sirtuinaktivierenden Eigenschaften eines Nahrungsmittels, desto stärker stimuliert es die entsprechenden Geschmackszentren, und desto mehr stellt uns der Verzehr zufrieden. Das ist auch der Grund, warum diejenigen, die eine sirtfoodreiche Diät befolgen, sich schneller gesättigt fühlen.

Beispielsweise hat Rohkakao ein verblüffend bitteres Aroma, doch entfernen wir die sirtuinaktivierenden Flavonoide mithilfe aggressiver Lebensmittelverarbeitungsmethoden, so erhalten wir ein Massenprodukt, fader und charakterloser Kakao, der verwendet wird, um stark gezuckertes Schokoladenkonfekt herzustellen. Die gesundheitlichen Vorzüge sind dann allesamt dahin.

Das Gleiche gilt für Olivenöl. Genießen wir es in seiner minimalst verarbeiteten Form – extra vergine –, hat es einen kräftigen, ausgeprägten Geschmack und hinterlässt im Gaumen ein leicht kratziges, erfrischendes Gefühl. Ein raffiniertes, verarbeitetes Öl hat hingegen seinen Charakter eingebüßt, es ist mild und ausdruckslos und hinterlässt keine derartige Empfindung. Auch Bird Eye Chilis weisen sehr viel mehr sirtuinaktivierende Eigenschaften auf als die milderen Standardsorten, die für gewöhnlich verwendet werden; und Walderdbeeren sind aufgrund ihres höheren Gehalts an sirtuinaktivierenden Nährstoffen deutlich aromatischer als gezüchtete.

Doch damit nicht genug, wir stellen ebenfalls fest, dass einzelne Sirtfoods mehrere Geschmacksrezeptoren zugleich triggern können: Grüner Tee ist sowohl bitter als auch adstringierend, und Erdbeeren kombinieren süße sowie saure Aromen in sich.

GUTER GESCHMACK

Auch wenn Ihnen einige dieser Aromen möglicherweise eher fremd sind, Sie werden sich schnell mit ihrem Geschmack anfreunden. Mehr und mehr werden Sie sie zu schätzen wissen und zu lieben lernen. Viele

Menschen denken nicht mal im Traum daran, wieder zur zuckrigen Variante zu greifen, sobald sie sich einmal an die Aromen in dunkler Schokolade mit hohem Kakaoanteil gewöhnt haben. Man findet heute sogar Schokoladen mit Angabe der Verkostungsnotizen, ähnlich wie bei guten Weinen! Natürlich müssen wir so weit nicht gehen, doch Sie werden am eigenen Leib erfahren, dass der Verzehr von Sirtfoods in ihrer natürlichen Form dem Gaumen Nervenkitzel und Wonne im Überfluss beschert.

Im Laufe seiner Evolution hat der Mensch immer nach einer Ernährung gesucht, die reich an Sirtfoods, gesunden Proteinquellen und Omega-3-Fettsäuren ist, um die Grundbedürfnisse seines Appetits und seiner Gesundheit zu befriedigen. Dieser evolutionäre Prozess hat sich über Jahrtausende vollzogen, ohne dass unseren Vorfahren die Gründe dafür bewusst waren; nichtsdestotrotz konnten wir dadurch optimal von der vorteilhaften Wirkung dieser Speisen profitieren.

Machen wir einen Sprung zurück in unsere Gegenwart, so müssen wir leider feststellen, dass wir heute viel zu wenige natürliche Speisen konsumieren. Stattdessen haben wir uns auf »leere«, industriell gefertigte Nahrungsmittel verlegt, denen bei der Verarbeitung ungeheure Mengen Salz oder Zucker zugefügt wurden und die uns schlussendlich nicht wirklich sättigen – ein Grund, warum wir uns an ihnen so häufig überessen. Indem wir jedoch wieder vermehrt auf Sirtfoods zurückgreifen, entzünden wir den Funken für eine kulinarische Revolution und werden zukünftig in der Lage sein, Hunger wie Appetit optimal und auf natürliche Weise zu stillen.

EINE DIÄT DER INKLUSION

Lassen Sie uns ein Experiment machen. Es ist sehr einfach – denken Sie *nicht* an einen weißen Bären ...

Woran haben Sie gedacht? Natürlich an einen weißen Bär. Und warum? Weil wir Sie dazu aufgefordert haben, genau das nicht zu tun. Sagen Sie jetzt nicht, Sie denken immer noch an ihn!

Dieses bahnbrechende Experiment hat der Psychologieprofessor Daniel Wegner 1987 durchgeführt. Damit konnte er beweisen, dass erzwungene Gedankenunterdrückung eine paradoxe und kontraproduktive Eskalation herbeiführt, sodass wir in der Tat sehr viel intensiver an das denken, was wir eigentlich unterbinden wollen.[85] Statt diesen Gedanken wie gewünscht komplett zu verdrängen, beschäftigen wir uns dann fast ausschließlich mit ihm.

Und, wie Sie wahrscheinlich schon vermutet haben, dieses Phänomen gilt nicht nur für weiße Bären. Genau das Gleiche passiert, wenn wir bestimmte Speisen verteufeln und sie uns verbieten, zum Beispiel bei einer Diät. Wie Studien zeigen, denken wir dann sehr viel häufiger an diese Lebensmittel, wobei die Versuchung zunehmend steigt. Sie nagt so lange an uns, bis wir uns etwas davon genehmigen! Und weil wir die Diät nun abgebrochen haben und fortwährend an »verbotene Nahrungsmittel« denken müssen, neigen wir sehr viel eher dazu, uns damit vollzustopfen.

Wissenschaftler haben herausgefunden, was da eigentlich vor sich geht. Wir alle haben ein großes Bedürfnis nach Autonomie. Wenn wir uns kontrolliert fühlen, wie etwa bei einer strengen Diät, schafft das eine negative Atmosphäre, die uns wenig behagt. Wir kommen uns wie Gefangene vor und lehnen uns auf, um auszubrechen. Und dann machen wir genau das, was wir erklärtermaßen nicht machen wollten, und zwar sehr viel öfter, als wir es sonst getan hätten. So geht es uns allen, sogar jenen mit der allergrößten Selbstdisziplin. Es geht hier nicht um das »ob«, vielmehr um das »wann«. Wissenschaftler glauben heute, dass dies einer der wesentlichen Gründe dafür ist, warum wir uns in der Anfangsphase an eine Diät halten können, jedoch daran scheitern, langfristige Erfolge zu erzielen.

Heißt das nun, dass schon der Versuch sinnlos ist, seine Essgewohnheiten zu verändern? Sind wir schlicht und ergreifend zum Scheitern verurteilt? Nein. Wenn wir etwas ändern wollen, müssen wir, um erfolgreich zu sein, unsere eigene, positive, gewollte Entscheidung treffen. Wir wissen heute, dass das nicht über den Weg der *Exklusion*, also den Ausschluss bestimmter Speisen gehen kann, sondern nur über die *Inklusion*. Anstatt die Energie auf Negatives zu richten – das, was Sie nicht essen dürfen –, konzentrieren Sie sich lieber auf Positives, also auf das, was Sie essen wollen. Und das ist so wunderbar an der Sirtuin-Diät: Bei ihr geht es darum, was Sie in Ihren Speiseplan integrieren, und nicht, was Sie daraus streichen sollen. Es geht um die *Qualität* der Nahrung, nicht um die *Quantität*. Und es geht um das, was Sie tun wollen, weil der Verzehr dieser Speisen Sie satt und zufrieden macht und weil jeder Bissen Ihnen eine Fülle gesundheitlicher Vorteile beschert.

Die meisten Diäten sind ein reines Mittel zum Zweck. Man muss durchhalten und darf dabei sein gewünschtes »schlankeres Ich« nicht aus den Augen verlieren. Doch schlussendlich schafft es kaum jemand, sein Ziel wirklich zu erreichen. Viele brechen die Diät vorzeitig ab – und selbst wenn man durchhält, ist der Erfolg ziemlich selten von langer Dauer.

Die Sirtuin-Diät ist anders. Hier ist der Weg das Ziel. Phase 1, die eine Kalorienrestriktion beinhaltet, ist absichtlich kurz und süß gehalten, um sicherzustellen, dass sie mit motivierenden Ergebnissen abgeschlossen ist, bevor sich irgendwelche negativen Begleiterscheinungen einstellen können. Danach liegt der Fokus ausschließlich auf Sirtfoods, wobei die treibende Kraft sicherlich nicht nur der anvisierte Gewichtsverlust ist.

Denn sobald Sie erst einmal von den einzigartigen Vorteilen der Sirtfoods profitieren, angefangen bei ihrer sättigenden Wirkung bis hin zur Verbesserung Ihrer Lebensqualität, ändern sich Ihre Essgewohnheiten und geschmacklichen Vorlieben wie von selbst. Im Lauf der Sirtuin-Diät verfliegt die Anziehungskraft all jener Speisen, auf die Sie vorher nur unter Protest verzichtet hätten. Sie werden wie von selbst zu einem vernachlässigbaren Teil Ihrer Ernährung – und das alles, ohne auch nur an einen einzigen weißen Bären zu denken!

ZUSAMMENFASSUNG

- Für die Sirtuin-Diät haben wir die wirksamsten Sirtfoods der Welt zu einer einfachen und praktikablen Ernährungsweise zusammengepackt.
- Wir richten unseren Fokus auf die Nahrung, nicht auf isolierte Supplemente oder Medikamente, um von der starken Synergie der sirtuinaktivierenden Bestandteile zu profitieren.
- Indem wir weitere gesunde Zutaten mit einbeziehen, etwa stark leucinhaltige, eiweißreiche Nahrung und fetten Fisch, verstärken wir die Wirkung der Sirtuin-Diät noch.
- Im Gegensatz zu den von vielen aktuellen Diäten propagierten Nahrungsmitteln entsprechen Sirtfoods den Vorlieben unserer Geschmacksrezeptoren; die Folge ist, dass uns das Essen eher befriedigt und wir schneller satt werden.

- Die Sirtuin-Diät ist eine Diät der Inklusion – nicht der Exklusion; dabei handelt es sich um die einzige Diätform, die einen langfristigen Erfolg bei der Gewichtsreduktion zu bewirken vermag.

8

Phase 1:
Sieben Pfund in sieben Tagen

Mit Phase 1 der Sirtuin-Diät begeben wir uns auf das erste Stück der Reise hin zu einer erfolgreichen Gewichtsreduktion und besseren Gesundheit. Während dieser Phase, die wir die »hypererfolgreiche Phase« nennen wollen, werden Sie mit unserer klinisch geprüften Diät-Methode einen großen Schritt in Richtung eines schlankeren und strafferen Körpers machen. Zu verdanken haben wir das der wirkungsvollen Kombination moderaten Fastens mit einer speziell zusammengestellten Diät, die einen besonders hohen Gehalt an Sirtfoods aufweist. Halten Sie sich an unsere einfache Schritt-für-Schritt-Anleitung und nutzen Sie die bereitgestellten Rezepte. Neben unserem allgemeinen 7-Tage-Plan gibt es auch eine fleischlose Variante, die sich sowohl für Vegetarier als auch für Veganer eignet. Suchen Sie sich nach Belieben die für Sie passende Version aus.

Was Sie erwarten können

Falls Sie sich nicht wesentlich von der Mehrheit unserer Probanden unterscheiden, können Sie davon ausgehen, in Phase 1 etwa 3,2 Kilogramm (sieben Pfund) abzunehmen. Doch vergessen Sie dabei nicht, dass dies auch den Muskelzuwachs umfasst. Seien Sie daher nicht allzu enttäuscht, wenn der Wert ein wenig niedriger ausfällt (siehe Seite 20). Der Blick auf die Waage sagt Ihnen nicht die ganze Wahrheit. Wie wir gesehen haben, ist es für Frauen wie Männer deutlich günstiger, Fettabbau mit einem Zuwachs an Muskelmasse zu verbinden, als lediglich danach zu trachten, so viele Pfunde wie möglich loszuwerden. Die Waage kann Ihnen möglicherweise nicht vollständig Aufschluss darüber geben, wie viel Fett Sie tatsächlich verloren haben und wie sich die Körperzusammensetzung verbessert hat. Welche Möglichkeiten gibt es also noch?

Wir möchten Sie dazu ermutigen, sich nicht nur auf Gewicht und Zahlen zu verlassen, sondern auch auf andere »Zeichen«: Wie passt Ihnen Ihre Kleidung? Sitzt die Hose um die Hüften lockerer? Oder, besser noch, Sie warten auf Komplimente von Freunden und Familienmitgliedern, weil Sie mit einem Mal so viel schlanker und straffer wirken…

Wichtig ist außerdem, keine allzu starre Erwartungshaltung zu hegen, wie viel Sie in sieben Tage abnehmen werden. Wir wissen, dass diejenigen, die sich in dieser Phase zu sehr auf das anvisierte Ziel fixieren, anstatt sich positiv mit dem eigentlichen Prozess auseinanderzusetzen, ein vergleichsweise schlechteres Resultat erzielen. Wir glauben, dass unsere Studie unter anderem deshalb so erfolgreich war, weil keiner unserer Teilnehmer am Anfang überhaupt damit gerechnet hat, derart abzunehmen. Wir sind zwar zu Beginn unseres Pilotversuchs von einem gewissen Gewichtsverlust ausgegangen, doch hätten wir niemals vermutet, dass diese relativ fitten und gesunden Menschen dabei 3,2 Kilogramm an Gewicht verlieren würden. Die meisten unserer Probanden galten nicht einmal als übergewichtig. Sie haben an unserem Programm nur teilgenommen, weil sie von den Vorteilen für Gesundheit und Wohlbefinden profitieren wollten, die eine Kombination aus Sirtfoods mit einer milden Fastenkur herbeiführt.

Wir möchten Sie dazu ermutigen, so wie unsere Probanden den Blick für all die anderen positiven Veränderungen zu schärfen, die beispielsweise das Wohlbefinden, das Energieniveau oder auch das Hautbild betreffen. Sie könnten sogar beim Arzt Ihre kardiovaskuläre und metabolische Ausgangslage untersuchen lassen, um so etwaige Auswirkungen auf den Blutdruck, den Blutzuckerspiegel und die Blutfettwerte (unter anderem Cholesterin und Triglyceride) feststellen zu lassen.

Doch vor allem möchten wir Ihnen ans Herz legen, sich diesem Prozess positiv und mit Freude zu widmen.

Sie werden in den kommenden sieben Tagen die Kraft der Sirtfoods kennenlernen und damit auch eine Menge Wissenswertes über diese Lebensmittel erfahren – und darüber, warum sie Ihnen so guttun.

Ein besonderes Anliegen ist es uns, Ihnen begreiflich zu machen, dass die Sirtuin-Diät nicht nur Mittel zum Zweck ist, sondern die Ausgangsbasis für eine Zukunft mit einem schlankeren und gesünderen Körper. Eine Zukunft, in der Sie es nicht nur schaffen, an allem Erreichten festzuhalten, sondern zudem eine positivere Beziehung zu Ihren Lebensmitteln aufbauen, einfach weil Sie wissen, dass die Inklusion die Exklusion ausnahmslos übertrumpft.

Phase 1

Phase 1 der Sirtuin-Diät gliedert sich in zwei Etappen:

Die Tage 1 bis 3 sind die intensivsten, in diesem Zeitraum können Sie bis zu 1000 Kalorien täglich zu sich nehmen, bestehend aus:

- 3 x grüner Sirtfoodsaft
- 1 x Hauptmahlzeit

In den Tagen 4 bis 7 steigt die Kalorienobergrenze auf 1500 pro Tag, bestehend aus:

- 2 x grüner Sirtfoodsaft
- 2 x Hauptmahlzeiten

Die Kombination aus Säften mit unzerkleinerten Speisen ist integraler Bestandteil der Sirtuin-Diät. Die Säfte setzen dem Ganzen die Krone auf, indem sie eine hochkonzentrierte Menge an Sirtfoods in eine ultraleichte und bequem zu konsumierende Form bringen. Genießt man Sirtfoods zum Teil auch als Saft, so bietet das außerdem den Vorteil, dass die guten Inhaltsstoffe meist deutlich besser absorbiert werden können. Nehmen wir etwa den Sirtuin-Aktivator EGCG zu uns, der vor allem reichlich in grünem Tee enthalten ist, so wird davon in flüssiger Form zu 65 Prozent mehr absorbiert als in Kombination mit festen Speisen.[86]

Doch auch der Verzehr unzerkleinerter Kost hat seine Vorteile. Viele Sirtfoods enthalten beträchtliche Mengen sogenannter nicht extrahierbarer Polyphenole. Diese Polyphenole, darunter auch Sirtuin-Aktivatoren, sind fest mit dem faserhaltigen Teil der Lebensmittel verbunden und werden nur dann freigesetzt, wenn sie von unseren freundlichen Darmbakterien aufgespalten werden. Würden wir ausschließlich auf Säfte setzen, so würden uns all diese wertvollen, nicht extrahierbaren Polyphenole durch die Lappen gehen.

Der Schlüssel liegt darin, sich das Beste aus beiden Bereichen zu holen, indem man es einfach kombiniert. So enthält grünes Blattgemüse beispielsweise nur wenige nicht extrahierbare Polyphenole und bietet sich folglich an, in konzentrierter Form als Saft konsumiert zu werden. Faserhaltigere Sirtfoods eignen sich dagegen eher, in Form einer festen Mahlzeit genossen zu werden.

Es gibt kaum Vorschriften in Bezug darauf, wann Sie die Säfte und Mahlzeiten am besten zu sich nehmen. Letzten Endes sollte die Speisenabfolge ganz einfach mit Ihrem Alltag harmonieren. Ein paar Faustregeln, wie sich das bestmögliche Resultat erzielen lässt, gibt allerdings doch:

- Die Säfte am besten möglichst über den Tag verteilt trinken und nicht in zu kurzer Zeit hintereinander.
- Die grünen Säfte sollten frühestens ein bis zwei Stunden nach einer Mahlzeit getrunken werden.
- Nach 19 Uhr bitte keine Speisen mehr konsumieren, weder Mahlzeiten noch Säfte.

Die Empfehlung, nach 19 Uhr nichts mehr zu essen, hat einen ganz bestimmten Hintergrund – nämlich unsere Bemühung, die Essgewohnheiten auf die sogenannte innere Uhr auszurichten. Wir alle verfügen über diesen circadianen Rhythmus, der viele unserer natürlichen Körperfunktionen entsprechend der Tageszeit reguliert. Unter anderem beeinflusst dieser auch, wie der Körper mit der Nahrung umgeht, die wir ihm zuführen. Und wie Studien zeigen, werden Speisen, die wir morgens zu uns nehmen, mit hoher Wahrscheinlichkeit als Energie verbrannt. Etwas, das wir am Ende des Tages essen, lagert der Körper schneller in Form von Fett ein. Das ergibt durchaus Sinn, denn in der Früh und vormittags sind wir für gewöhnlich besonders aktiv und benötigen dementsprechend Energie. Später am Tag richtet sich der Körper auf Erholung und Schlaf ein und senkt seinen Energiebedarf. Man spricht hier auch von der Body-Fat-Clock – wenn Sie sich beim Essen daran orientieren, können Sie bessere Ergebnisse erzielen. Und wirklich haben Studien gezeigt, dass die Aktivierung der Sirtuine diesen circadianen Rhythmus sogar noch betont.[87] Das heißt also, wenn wir morgens Sirtfoods frühstücken, kurbeln wir unsere biologische Uhr an und machen so unserer Fettverbrennung Beine, damit sie noch effektiver läuft.

LASSEN SIE SICH VON IHREM APPETIT LEITEN

Wirklich überrascht hat uns die Beobachtung, dass die Teilnehmer der siebentägigen Fastenkur deutlich seltener als von uns erwartet von Hungergefühlen geplagt wurden. Wir hörten sogar häufiger davon, dass es Probanden einfach nicht schafften, all die ihnen angebotenen Speisen aufzuessen und sich diese manchmal buchstäblich hinunterzwangen!

Wir wollen nicht, dass Sie das tun. Wir raten Ihnen, die Mahlzeiten wie angegeben zuzubereiten, diese jedoch entsprechend Ihrem Appetit zu essen. Wenn Sie hungrig sind und alles verschlingen, ist das in Ordnung, sobald Sie sich jedoch angenehm satt fühlen, sollten Sie aufhören, auch, wenn Sie noch etwas übriglassen müssen.

WAS SIE TRINKEN SOLLTEN

Zusätzlich zu den empfohlenen Tagesrationen an grünen Säften können Sie während Phase 1 nach Belieben weitere Flüssigkeit zu sich nehmen. Greifen Sie zu alkoholfreien Getränke, vorzugsweise klarem Wasser, schwarzem Kaffee und grünem Tee.

Viele waren überrascht, nicht nur, weil schwarzer Kaffee in dieser Phase der Diät erlaubt ist, sondern weil wir aktiv zu seinem Genuss ermunterten. Sie dürfen nicht vergessen, Kaffee zählt zu den Sirtfoods. Anders als allgemein angenommen bringt Kaffee so manchen gesundheitlichen Nutzen mit sich. Wir empfehlen, Kaffee schwarz zu trinken, ohne Milch, weil Wissenschaftler herausgefunden haben, dass die Zugabe von Milch die Absorption der positiven sirtuinaktivierenden Nährstoffe verringern kann.[88] Das Gleiche gilt für grünen Tee,[89] wobei ein paar Spritzer Zitronensaft die Absorption seiner sirtuinaktivierenden Nährstoffe wiederum erhöhen.[90]

Das Einzige, was es zu beachten gilt, ist: Sie sollten Ihren derzeitigen Kaffeekonsum nicht tiefgreifend verändern. Entzugserscheinungen von Koffein können dazu führen, dass Sie sich ein paar Tage ziemlich elend fühlen; gleichermaßen kann eine enorme Erhöhung der Menge wirklich unangenehme Begleiterscheinung auslösen, wenn jemand empfindlich auf die Wirkung von Koffein reagiert.

Natürlich wissen wir, dass es auch ausgesprochene Teetrinker unter uns gibt. Sollten Sie zu diesen gehören – dem Genuss von Schwarztee im Rahmen dieser Diät steht nichts entgegen (selbst dann nicht, wenn Sie ihn mit Milch trinken). Gleiches gilt für weißen Tee, der eng verwandt mit Grüntee ist.

Vergessen Sie nicht, wir starten nun in die hypererfolgreiche Phase. Auch wenn es Sie beruhigen sollte, dass es sich lediglich um eine Zeitspanne von einer Woche handelt, müssen Sie dennoch ein wenig mehr Disziplin an den Tag legen. In dieser Woche wird es Alkohol ausschließlich als Zutat beim Kochen geben. Und mit den vielen grünen Säften und einer großen Bandbreite an Sirtfoods, die es zu entdecken gibt, lassen wir Erfrischungsgetränke und Fruchtsäfte links liegen. Wenn Sie dennoch das Verlangen danach überkommt, probieren Sie diese Woche einmal, mit ein paar aufgeschnittenen Erdbeeren, die Sie sprudelndem oder stillem Wasser zugeben, Ihr eigenes, mit Sirtfoods aromatisiertes Wasser zuzubereiten. Stellen Sie es für ein paar Stunden in den Kühlschrank, und Sie haben eine angenehm erfrischende Alternative zu Softdrinks und Säften. Nach Belieben können Sie auch Zitrone, Limette, Salatgurke,

Minze, Basilikum oder eine Mischung davon verwenden, um so für größere geschmackliche Abwechslung zu sorgen. Experimentieren Sie nach Lust und Laune, um herauszufinden, welche Kombination Ihnen am meisten zusagt.

Was brauche ich, um loslegen zu können?

Das einzige Zubehör, das Sie für die Sirtuin-Diät benötigen, ist ein Entsafter, damit Sie sich täglich grüne Säfte zubereiten können. Obwohl viel über die verschiedenen Arten von Entsaftern und ihre Vorteile diskutiert wird, stehen wir dem Ganzen ziemlich leidenschaftslos gegenüber. Wenn Sie nicht schon einen besitzen, kaufen Sie sich ein Gerät, das zu Ihrem Budget passt.

SIND DIE BENÖTIGTEN LEBENSMITTEL ÜBERALL ERHÄLTLICH?

Wahrscheinlich sind Ihnen nahezu alle unserer Top 20 Sirtfoods (siehe Seite 74) vertraut. Sie bekommen sie ohne weiteres im Supermarkt um die Ecke, auf dem Wochenmarkt oder im Hofladen. Doch es gibt ein paar Ausnahmen.

Bei der ersten handelt es sich um Matcha, einen wesentlichen Bestandteil der grünen Säfte. Matcha ist pulverisierter Grüntee, und man bekommt ihn am besten über das Internet, in Bioläden und mittlerweile auch immer häufiger in Supermärkten. Es gibt teilweise große Preisunterschiede, und manche Marken sind besonders teuer; Sie sollten sich also umsehen und die Preise vergleichen. Matcha kommt für gewöhnlich aus Japan oder China. Da chinesisches Matcha aufgrund der in China vorherrschenden starken Umweltverschmutzung häufig verunreinigt ist, insbesondere mit Blei (das gilt auch für biologisch angebaute Produkte), empfehlen wir Ihnen den Kauf von japanischen Produkten.

Das zweite weniger bekannte Sirtfood ist das Küchenkraut Liebstöckel, das bei uns leider in Vergessenheit geraten ist. Die gute Nachricht lautet, dass Sie es sehr leicht selbst anbauen können. Alles, was Sie dazu brauchen, sind ein paar Samen, ein Tablett oder einen Topf und ein Fensterbrett, um es zu ziehen. Noch einfacher ist es, wenn Sie in Ihr örtliches Gartenzentrum gehen und einen Topf mit Liebstöckel kaufen, um ihn zuhause einzupflanzen. Im Internet werden Sie Händler finden, die sowohl Liebstöckelsamen als auch -pflanzen vertreiben. Obwohl wir große Fans von Liebstöckel sind und auf seine Renaissance hoffen, ist uns bewusst, dass es für Sie möglicherweise zusätzlichen Aufwand bedeutet, ihn zu besorgen, und wir wollen keinesfalls, dass Sie dies davon abhält, mit unserem Programm zu beginnen. Wir würden es sehr begrüßen, wenn Sie ihn in Ihren Speiseplan mit aufnehmen. Doch keine Sorge: Wenn Sie das nicht schaffen, profitieren Sie dennoch von einer ganzen Reihe gesundheitlicher Vorteile durch all die anderen Sirtfoods.

Als Letztes wäre da noch der Buchweizen. Buchweizen schlägt andere Getreidesorten um Längen, was wahrscheinlich daran liegt, dass es in Wahrheit gar kein Getreide ist. Die Bezeichnung »Pseudogetreide« ist passender. Als großartige Quelle für Kohlenhydrate und Proteine sowie als sirtuines Kraftpaket stellt es eine wunderbare Alternative zu gebräuchlichen Getreidesorten dar, auch wenn es sich botanisch um eine Frucht handelt, die unter anderem mit dem Rhabarber verwandt ist. Buchweizengrütze ist in den meisten Supermärkten erhältlich, und sie erfreut sich wachsender Beliebtheit. Popps, Flakes und Pasta bekommen Sie allerdings am besten im örtlichen Reformhaus, Bioladen oder bei Onlinehändlern. Unsere Rezepte enthalten zudem Buchweizennudeln (manchmal auch Soba genannt). Es gibt sie im Supermarkt, doch lesen Sie sich gründlich die Zutatenliste durch, da die Nudeln häufig nicht nur Buchweizen, sondern auch Weizen enthalten. Denjenigen, die maximal profitieren wollen oder auf Gluten verzichten müssen, bleibt nichts anderes übrig, als nach Soba zu suchen, das zu 100 Prozent aus Buchweizen besteht. Die beste Bezugsquelle hierfür sind wiederum Reformhaus oder Internet.

Grüner Sirtfoodsaft

Der grüne Saft ist grundlegender Bestandteil von Phase 1 der Sirtuin-Diät. Es handelt sich bei sämtlichen Zutaten um hochwirksame Sirtfoods, und jeder Saft liefert Ihnen einen wertvollen Cocktail aus natürlichen Bestandteilen wie zum Beispiel Apigenin, Kaempferol, Luteolin, Quercetin und EGCG, die gemeinsam dazu beitragen, die Sirtuine anzuschalten und den Fettabbau anzukurbeln. Wir haben dem Ganzen lediglich ein wenig Apfel für den Geschmack zugefügt und ein paar Spritzer Zitronensaft. Vergessen Sie keinesfalls die Zitrone. Ihre natürliche Säure bewahrt, stabilisiert und erhöht nachgewiesenermaßen die Absorption der sirtuinaktivierenden Nährstoffe.

Woraus besteht nun genau dieser grüne Saft, der Ihnen bald zu einem ständigen Begleiter werden wird?

- Grünkohl
- Rucola
- Petersilie
- Liebstöckel (optional)
- Selleriestangen, inklusive der Blätter
- Matcha-Grüntee

GRÜNKOHL

Im Grunde unseres Herzens sind wir Zyniker und daher immer skeptisch gegenüber dem neuesten »Superfood«, das in der Öffentlichkeit Furore macht. Handelt es sich um Wissenschaft oder um eigennütziges Interesse? Wenige Lebensmittel haben in der Gesundheitsszene einen vergleichbar heftigen Raketenstart hingelegt wie Grünkohl. Er hat sich zum angesagten Mode-Gemüse gemausert, das bei allen Liebhabern gesunder Ernährung sowie Feinschmeckern gleichermaßen hoch im Kurs steht. In den USA wird sogar ein jährlich im Oktober stattfindender nationaler Grünkohltag (»National Kale Day«) organisiert. Doch man braucht nicht bis dahin zu warten, um sich als Grünkohlfan zu bekennen, gibt es doch T-Shirts mit trendigen Slogans wie »Powered by Kale« und »Highway to Kale«, die jeder erwerben kann. Das alles reichte aus, um unsere Alarmglocken zum Schrillen zu bringen. Und so machten wir uns mit einem recht fragwürdigen Gefühl an die Recherchearbeit und müssen nun zugeben, dass der Grünkohl tatsächlich all die Lobeshymnen verdient (obschon wir dennoch nicht zum Kauf des T-Shirts raten!). Wir haben uns vor allem deshalb zu Grünkohl-Befürwortern entwickelt, weil er rekordverdächtige Mengen der sirtuinaktivierenden Nährstoffe Quercetin und Kaempferol enthält. Somit ist er unverzichtbarer Bestandteil jeder Diät sowie die Basis unserer grünen Sirtfood-Säfte. Im

Gegensatz zu den meisten »Superfoods« ist er überall erhältlich, wächst regional und ist überdies äußerst preisgünstig.

RUCOLA

Als Nächstes packen wir Rucola, auch Rauke genannt, in den Entsafter, ein grünes Blattgemüse mit einer langen und interessanten Geschichte. Erstmals kultiviert wurde er im Alten Rom, wo Rucola als Aphrodisiakum galt. Danach erfreute sich das Kraut in ganz Europa großer Beliebtheit, darunter auch in Deutschland. Später geriet es bei uns mehr und mehr in Vergessenheit. Rucola ist sehr aromatisch und hat einen ausgeprägt scharfen Geschmack. Sein fantastisches Aroma nebst seinen hochwirksamen, sirtuinaktivierenden Nährstoffen macht ihn auch zu einem Blattgemüse erster Wahl für alle Salate und harmoniert perfekt mit einem Dressing auf der Basis von Olivenöl extra vergine. Rucola ist als Salat- oder Ölrauke und als wilde Rauke erhältlich. Ganz gleich, welche Sorte Sie verwenden, beide sind exzellente Sirtfoods – und überaus lecker.

PETERSILIE

Petersilie ist ein kulinarisches Rätsel. Sie taucht so oft in Rezepten auf, dennoch schafft sie es selten über die Rolle des Quotengemüses hinaus. Bestenfalls bestreuen

wir eine Mahlzeit ganz zum Schluss mit ein paar gehackten Stängeln, schlimmstenfalls landet nur ein de-
koratives Zweiglein auf dem Gericht. So oder so, die
Petersilie welkt oft noch lange, nachdem wir unsere
Mahlzeit bereits beendet haben, auf dem Teller dahin. Bereits im alten Rom diente es als Garnierung, die
nach einem Mahl zur Erfrischung des Atems verwendet
wurde, und war weniger Bestandteil einer Speise. Doch
welch ein Jammer, denn Petersilie ist ein großartiges Lebensmittel mit einem äußerst charakteristischen, kräftigen und erfrischenden Geschmack. Was Petersilie so
besonders macht – abgesehen von ihrem Aroma –, ist,
dass sie eine exzellente Quelle des sirtuinaktivierenden
Nährstoffs Apigenin bildet, der selten in diesen Mengen
in anderen Lebensmitteln vorkommt. Statt es, wie allgemein üblich, als eine Art essbares Konfetti zu benut-
zen, ist es an der Zeit, Petersilie als eigenständiges Lebensmittel zu würdigen, mitsamt seinen wunderbaren
gesundheitlichen Vorteilen.

LIEBSTÖCKEL

Liebstöckel ist eines der ältesten Küchenkräuter der
Welt und gehörte einst zu den am häufigsten und liebsten verwendeten. Es handelt sich hier um eine äußerst
vielseitige Pflanze, die unter anderem sehr intensive
Aromen von Sellerie und Petersilie in sich vereint und
uns so ein faszinierendes Geschmackserlebnis bietet.

Ebenso wie Rucola wurde Liebstöckel als Aphrodisiakum betrachtet, und Karl der Große ordnete per Dekret den Anbau »der Stöckel der Liebe« in den Kaisergärten an. Wie es heißt, brachten die Römer ihn aus Persien nach Europa, wo das Kraut schnell zu einem Favoriten der Köche avancierte. Bedauerlicherweise ist der Stern dieses köstlichen Blattgemüses, das früher in keinem Haushalt fehlen durfte, vom kulinarischen Radar verschwunden. Doch keine Sorge, mittlerweile gibt es immer mehr Menschen, die ebenso wie wir Liebhaber des Küchenkrauts sind und sich wünschen, dass es wieder fester Bestandteil unserer Gerichte und Kräutergärten wird. Das liegt nicht nur an seinen intensiven, vielseitigen Aromen, sondern auch daran, dass Liebstöckel außergewöhnlich reich an der sirtuinaktivierenden Substanz Quercetin ist. Es ist also höchste Zeit für seine Renaissance in unserer Ernährung.

SELLERIE

Sellerie hat man bereits vor Jahrtausenden entdeckt, doch da die ersten Stänme sehr bitter schmeckten, wurde er vor allem als medizinische Pflanze betrachtet. Mit der Entwicklung milderer Varianten eroberte er sich einen Platz unter den essbaren Pflanzen. Seine Blütezeit erlebte er jedoch bei uns erst ab dem 19. Jahrhundert, als er sich als traditionelles Salatgemüse etablierte. Wichtig zu wissen ist, dass es neben dem Knollensellerie noch

118

zwei weitere Arten gibt: Bleichsellerie und Staudensellerie. Bleichen ist eine Methode, die entwickelt wurde, um den charakteristischen Selleriegeschmack abzumildern, der als zu intensiv wahrgenommen wurde. Was für eine Farce, denn mit dem Geschmack werden auch die sirtuinaktivierenden Eigenschaften reduziert. Glücklicherweise ändern sich die Zeiten, und die Menschen verlangen wieder nach echtem, individuell ausgeprägtem Geschmack und legen beim Gemüse zunehmend Wert auf eine größere und buntere Vielfalt. Staudensellerie ist heute in allen gut sortierten Supermärkten erhältlich, und wir wollen Ihnen diese Sorte für die grünen Säfte und Speisen ans Herz legen, wobei die nährstoffreichsten Teile die inneren Stangen und die Blätter sind.

MATCHA-GRÜNTEE

Matcha, das ist grüner Tee auf Steroiden. Es handelt sich um einen speziell pulverisierten Grüntee, der in Japan sehr geschätzt wird und elementarer Bestandteil der traditionellen Tee-Zeremonie der Zen-Mönche (Sadō) ist, die vor allem bei den Samurai, den Mitgliedern des Königshauses und der japanischen Oberschicht sehr beliebt war. Mit den Worten eines japanischen Zen-Priesters aus dem elften Jahrhundert: »(Matcha-)Tee ist das ultimative mentale und medizinische Heilmittel und besitzt die Fähigkeit, das Leben harmonischer und vollkommener zu machen.«

Matcha wird in 90-prozentigem Schatten angebaut, während normaler grüner Tee üblicherweise im hellen Sonnenlicht wächst. Die Matcha-Blätter werden dann mit einer Steinmühle zu feinem Pulver vermahlen. Im Gegensatz zu anderen Grünteesorten, die man als Aufguss trinkt, wird bei der Zubereitung von Matcha-Grüntee das feine Pulver in Wasser aufgelöst und mit genossen. So nimmt man sehr viel größere Mengen der sirtuinaktivierenden Substanz EGCG auf als bei der herkömmlichen Zubereitungsart anderer Grüntees.

Grüner Sirtfoodsaft (1 Portion)

2 große Handvoll (75 g) Grünkohl
1 große Handvoll (30 g) Rucola
1 sehr kleine Handvoll (5 g) glatte Petersilie
1 sehr kleine Handvoll (5 g) Liebstöckelblätter (optional)
2–3 größere Stängel Staudensellerie, einschließlich seiner
    Blätter
½ mittelgroßer grüner Apfel
Saft von ½ Zitrone
½ gestr. TL Matcha*

* Phase 1 – Tage 1–3: nur den ersten beiden Säften des Tages zugeben
      Tage 4–7: beiden Säften zugeben

Bitte beachten Sie, dass in unserem Pilotversuch die Mengen zwar sorgfältig abgewogen wurden, unserer Erfahrung nach das Abmessen von Hand jedoch wunderbar funktioniert. Genau genommen trägt es sogar dazu bei, die Nährstoffmenge auf die jeweilige Körpergröße optimal abzustimmen. Größere Personen haben tendenziell größere Hände und erhalten auf diese Weise eine proportional höhere Menge an Sirtfood-Nährstoffen, was umgekehrt auch für kleinere Menschen gilt.

- Das Blattgemüse (Grünkohl, Rucola, Petersilie und nach Belieben Liebstöckel) vermischen, anschließend entsaften. Bekanntlich unterscheiden sich die einzelnen Entsafter in ihrer Effektivität beim Entsaften von Blattgemüse, sodass die Überreste möglicherweise noch einmal entsaftet werden müssen, bevor die nächsten Zutaten an die Reihe kommen. Ziel ist, am Ende etwa 50 ml Saft aus dem Blattgemüse zu erhalten.
- Nun den Sellerie und den Apfel entsaften.
- Die Zitrone kann geschält ebenfalls in den Entsafter, wir finden es jedoch einfacher, sie von Hand auszupressen. Sie sollten nun insgesamt etwa 250 ml Saft haben, vielleicht auch ein wenig mehr.
- Das Matcha-Pulver immer erst kurz vor dem Servieren in den fertigen Saft geben. Dafür ein wenig Saft in ein Glas gießen, das Matcha-Pulver zufügen und mit einer Gabel oder einem Teelöffel kräftig verrühren. Wir verwenden Matcha nur für die ersten beiden Drinks am Tag,

weil es moderate Mengen Koffein enthält (etwa so viel wie eine durchschnittliche Tasse Schwarztee). Menschen, die nicht daran gewöhnt sind, könnten durch den späten Genuss möglicherweise Einschlafprobleme bekommen.

- Sobald das Matcha-Pulver aufgelöst ist, den restlichen Saft aufgießen. Ein letztes Mal umrühren, und der Saft ist fertig. Nach Belieben mit klarem Wasser auffüllen.

Sie können, wenn Sie möchten, jeden Saft frisch zubereiten oder auch die für den ganzen Tag benötigte Saftmenge morgens zubereiten und bis zur Verwendung im Kühlschrank aufbewahren, ohne nennenswerten Verlust bei den Nährstoffen. Studien haben sogar gezeigt, dass die nützlichen sirtuinaktivierenden Polyphenole bis zu drei Tage erhalten bleiben, bevor ihr Gehalt sinkt. Wenn Sie also wenig Zeit haben, können Sie die Säfte problemlos für den nächsten Tag im Voraus zubereiten. Achten Sie nur darauf, ihn gut gekühlt und lichtgeschützt aufzubewahren.

Phase 1: Ihr 7-Tage-Plan

TAG 1

Der heutige Tag markiert den Startpunkt für Ihren neuen und aufregenden Weg mit der Sirtuin-Diät (bitte nicht vergessen, unbedingt zunächst die Hinweise zu den Rezepten auf Seite 212 zu lesen, bevor Sie sich an die Zubereitung machen).

Den Auftakt bei den Speisen bildet diese Woche ein leckeres Pfannengemüse, das superschnell und leicht zuzubereiten ist und dabei auch noch großartig schmeckt. Das Tolle an Pfannengemüsen ist nicht nur, dass sie mit wenig Aufwand sehr schnell fertig und randvoll mit Sirtfoods sind; sie sind überdies auch eine besonders vorteilhafte Methode zur Speisenzubereitung, um die stark sirtuinaktivierenden Bestandteile der Zutaten zu schützen. Nehmen Sie möglichst, wie angegeben, rote Zwiebeln, denn diese trumpfen mit dem allerhöchsten Quercetingehalt auf, wobei ihnen allerdings die normalen gelben darin kaum nachstehen. Beim Anbraten der Zwiebeln gehen etwa 20 Prozent ihres Quercetingehalts verloren, beim Erhitzen in der Mikrowelle sind es sogar 65 Prozent und beim Kochen ernüchternde 75 Prozent.[91] Folglich bleiben beim Anbraten nicht nur größtenteils der Geschmack, sondern weitestgehend auch die sirtuinaktivierenden Polyphenole erhalten.

Heute machen wir Sie außerdem mit Buchweizen bekannt. Von dieser in Japan äußerst geschätzten Zutat wird erzählt, dass buddhistische Mönche auf lange Reisen in die Berge lediglich einen Kochtopf und einen Beutel Buchweizen als Nahrung mitzunehmen pflegten. Er ist so nahrhaft, dass er die Mönche wochenlang ernährte. Wie Sie in den kommenden Tagen feststellen werden, sind wir große Buchweizen-Fans, was daran liegt, dass er eine der besten bekannten Quellen des Sirtuinaktivators Rutin ist. Er kann sich in puncto Vielseitigkeit mit jeder anderen Getreidesorte messen; überdies ist Buchweizen frei von Gluten und somit eine gute Wahl für all jene Menschen, die das Klebereiweiß nicht vertragen.

An Tag 1 werden Sie Folgendes zu sich nehmen:

- 3 x grüner Sirtfoodsaft (Seite 120)
- 1 x Hauptgericht (entweder die Standardversion oder vegan, siehe unten)

Trinken Sie die Säfte zu unterschiedlichen Tageszeiten (z. B. morgens, gleich nach dem Aufstehen, vormittags und am Nachmittag) und wählen Sie eine der beiden angebotenen Standard- oder veganen Optionen für das Hauptgericht:

Asiatische Riesengarnelenpfanne mit Buchweizennudeln
(Seite 214)

+

15–20 g dunkle Schokolade
(85 % Kakaogehalt; siehe Tag 2 weiter unten)

oder

Tofu in Sesam-Miso-Marinade auf gebratenem
Ingwer-Chili-Gemüse (vegan, Seite 216)

+

15–20 g dunkle Schokolade (85 % Kakaogehalt)

TAG 2

Willkommen an Bord von Tag 2. Das Schema gleicht dem von Tag 1, das Einzige, was sich verändert, ist die Hauptmahlzeit. Auch heute wird Ihnen wieder dunkle Schokolade auf dem Speiseplan begegnen. Kurz gesagt, wir brauchen keinen Vorwand, um diese Wunderspeise zu essen. Wir haben in Kapitel 6 ja von den verblüffenden gesundheitsfördernden Eigenschaften des Kakaos gehört und pflegen zudem bereits seit über vier Jahrtausenden eine Art Liebesbeziehung zu diesem leckeren Sirtfood.

In antiken Kulturen wie bei den Azteken und den Mayas galt Kakao als heilige Speise, die für gewöhnlich den Obersten und den Soldaten vorbehalten war und zu festlichen Gelegenheiten serviert wurde, um die Loyalität und das Pflichtbewusstsein zu erhöhen. Tatsächlich wurden Kakaobohnen derart geschätzt, dass sie sogar als eine Art Zahlungsmittel eingesetzt wurden.

Üblicherweise hat man Kakao damals als schaumiges Getränk serviert – doch was ist feiner als Schokolade?

Leider gilt die raffinierte und stark gesüßte Milchschokolade, die wir normalerweise verputzen, hier nicht. Die Auszeichnung als Sirtfood gibt es erst ab einem Kakaogehalt von 85 Prozent. Achten Sie aber auch jenseits des Kakaoanteils auf Qualitätsunterschiede. Schokolade wird bei der Herstellung häufig alkalisiert (auch Dutching genannt), um den Säuregehalt zu reduzieren und ihr eine dunklere Farbe zu verpassen. Leider verringert dieser Prozess den Gehalt an sirtuinaktivierenden Flavonoiden und beeinträchtigt so die gesundheitsfördernden Eigenschaften. Während dies in den USA auf den Verpackungen der Schokoladen klar vermerkt werden muss, gibt es in der EU leider keine derartige Kennzeichnungspflicht; es ist daher schwer zu durchblicken, welche Marken man wählen sollte, um optimal von der gesunden Wirkung des Kakaos zu profitieren. Laut unseren Nachforschungen wird die Lindt Excellence Mild 85 % nicht mit Alkalisalzen behandelt. Sie ist daher die Schokolade unserer Wahl.

An Tag 2 kommen Kapern ins Spiel. Falls Sie damit noch nicht in Berührung gekommen sein sollten: Kapern, das sind diese salzigen, dunkelgrünen runden Dinger, zugleich wahrscheinlich eines der am meisten unterschätzten Lebensmittel, die es gibt. Faktisch handelt es sich bei Kapern um eingelegte Blütenknospen, die im Mittelmeerraum wachsen und von Hand gepflückt werden. Und sie haben es wirklich in sich – randvoll mit den sirtuinaktivierenden Nährstoffen Kaempferol und Quercetin sind sie ein Sirtfood allererster Güte. Geschmacklich fallen Kapern mit ihren intensiven Aromen in die Kategorie »klein, aber oho!«. Lassen Sie sich davon keinesfalls abschrecken, falls Sie nicht ohnehin schon mit dem Geschmack vertraut sind. In Kombination mit den geeigneten Zutaten können sie mit ihrem wunderbar charakteristischen und unnachahmlichen Aroma ein Gericht elegant abrunden.

An Tag 2 werden Sie Folgendes verzehren:

- 3 x grüner Sirtfoodsaft (Seite 120)
- 1 x Hauptgericht (entweder die Standardversion oder vegan, siehe unten)

Trinken Sie die Säfte zu unterschiedlichen Tageszeiten (z. B. morgens, gleich nach dem Aufstehen, vormittags und am Nachmittag) und wählen Sie eine der beiden angebotenen Standard- oder veganen Optionen für das Hautgericht:

Putenschnitzel mit Salbei, Kapern und Petersilie zu würzigem Blumenkohl-»Couscous« (Seite 218)

+

15–20 g dunkle Schokolade (85 % Kakaogehalt)

oder

127

Grünkohl und Rote-Zwiebel-Dhal mit Buchweizen
(vegan, Seite 220)

+

15–20 g dunkle Schokolade (85 % Kakaogehalt)

TAG 3

Sie starten nun in Ihren dritten Tag, und obwohl das Format dasselbe wie an den Tagen 1 und 2 bleibt, ist es jetzt an der Zeit, das Ganze ein wenig aufzupeppen.

Seit Tausenden von Jahren bereichern Chilis die Küchen der Welt. Ende des 15. Jahrhunderts von Christoph Kolumbus von einer Expedition mit nach Europa gebracht, avancierte die würzige Schote bald zu einem grundlegenden Bestandteil der Gerichte auch hierzulande. Es ist ein wenig rätselhaft, warum wir so angetan von ihr sind. Die brennende Schärfe ist dafür ausgelegt, als pflanzlicher Verteidigungsmechanismus Schmerzen zu verursachen und Räuber davon abzubringen, sich an ihr gütlich zu tun; dennoch lassen wir uns Chilis schmecken.

Unglaublich, aber wahr: Eine Studie hat gezeigt, dass der gemeinsame Genuss von Chilis die Kooperation zwischen Einzelpersonen zu verstärken vermag.[92] Und was ihre gesundheitliche Wirkung betrifft, so wissen wir, dass ihre verführerische Schärfe grandios die Sirtuine in uns aktiviert und unseren Stoffwechsel anregt. Auch wenn wir einsehen, dass nicht jeder angetan ist von scharfen oder würzigen Speisen, hoffen wir doch, dass Sie zumindest kleine Mengen Chili verwenden werden. Die neuesten Forschungsergebnisse zeigen, dass bei denjenigen, die mindestens dreimal pro Woche scharf und gut gewürzt essen, die Sterberate um 14 Prozent niedriger liegt als bei Vergleichspersonen, die seltener als einmal pro Woche Chilis verzehren.[93] Wie David Thompson, Chefkoch und Experte für thailändische Küche, in einem Interview mit dem *Time Magazine* sagte: »Das Besondere an Chilis liegt nicht nur in ihrer Schärfe, sondern in der Art und Weise, wie sie die Aromen anderer Zutaten verstärken. Chili sollte andere Nuancen weder überdecken noch übertrumpfen, sondern als Kontrapunkt zu etwas Salzigem, Saurem oder Süßem dienen beziehungsweise die Wahrnehmung der Beschaffenheit einer Speise erhöhen.« Wir bevorzugen Bird Eye Chilis, da sie die Anforderungen an ein Sirtfood am besten erfüllen.

Heute ist außerdem der letzte Tag, an dem Sie drei grüne Säfte trinken – ab morgen sind es dann nur noch zwei pro Tag. Eine gute Gelegenheit also, uns ein wenig den anderen Getränke zuzuwenden, die wir während der Sirtuin-Diät empfehlen. Sie kennen ja inzwischen die gesundheitlichen Vorzüge von grünem Tee, und der Rat, dass wir Wasser trinken sollen, wird niemanden mehr erschüttern. Doch wie steht es um Kaffee in seiner Eigenschaft als Sirtfood? Etwa drei Viertel von uns trinken täglich mindestens eine Tasse Kaffee. Dennoch ist der Genuss häufig mit Gewissensbissen verbunden, da uns immer wieder eingetrichtert wurde, Kaffeetrinken sei ein Laster und mehr oder weniger eine ungesunde Angewohnheit. Nichts könnte weniger wahr sein, denn, wie Studien belegen: Kaffee ist eine wahre Goldgrube an großartigen pflanzlichen Substanzen mit gesundheitsfördernder Wirkung. Das erklärt, warum Kaffeetrinker ein signifikant geringeres Risiko haben, Diabetes[94], bestimmte Formen von Krebs[95] und neurodegenerative Erkrankungen[96] zu bekommen. Gipfel der Ironie ist, dass Kaffee, ganz im Gegensatz zu den ihm nachgesagten toxischen Eigenschaften, sogar eine leberschützende und -heilende Wirkung hat![97] Wenn Ihnen Kaffee also schmeckt, stehen Ihnen, zumindest soweit es uns betrifft, glückliche Zeiten bevor!

An Tag 3 werden Sie Folgendes verzehren:

- 3 x grüner Sirtfoodsaft (Seite 120)
- 1 x Hauptgericht (entweder die Standardversion oder vegan, siehe unten)

Trinken Sie die Säfte zu unterschiedlichen Tageszeiten (z. B. morgens, gleich nach dem Aufstehen, vormittags und am Nachmittag) und wählen Sie eine der beiden angebotenen Standard- oder veganen Optionen für das Hautgericht:

Aromatische Hühnerbrust mit Grünkohl, roten Zwiebeln
und Tomaten-Chili-Salsa (Seite 222)

+

15–20 g dunkle Schokolade (85 % Kakaogehalt)

oder

Gebackener Tofu in Harissamarinade zu Blumenkohl-
»Couscous« (vegan, Seite 224)

+

15–20 g dunkle Schokolade (85 % Kakaogehalt)

TAG 4

Heute ist Tag 4. Die Hälfte Ihres Weges zu einem leichteren und schlankeren Selbst ist geschafft! Der große Unterschied zu den letzten drei Tagen besteht darin, dass Sie nun einen der täglichen grünen Säfte weglassen und durch eine zweite Mahlzeit ersetzen. Konkret bedeutet das für heute wie auch für alle anderen verbliebenen Tage: zwei grüne Säfte und zwei leckere, sirtfoodreiche Mahlzeiten.

Dass Medjool-Datteln in einer Liste von Nahrungsmitteln stehen, die den Gewichtsverlust ankurbeln und die Gesundheit fördern, mag auf den ersten Blick überraschend wirken. Vor allem in Anbetracht ihres exorbitant hohen Zuckeranteils von 66 Prozent. Zucker verfügt über keinerlei sirtuinaktivierende Eigenschaften; er ist im Gegensatz dazu bestens bekannt für seine tragende Rolle bei der Entwicklung von Adipositas, Herzerkrankungen und Diabetes – das glatte Gegenteil von dem, was wir erreichen wollen. Doch verarbeiteter und raffinierter Zucker unterscheidet sich grundlegend von Zucker als Bestandteil eines naturbelassenen Lebensmittels, das ihn in ausgewogenem Verhältnis zu sirtuinaktivierenden Polyphenolen enthält, wie bei der Medjool-Dattel. In Gegensatz zu normalem Zucker haben Medjool-Datteln, wenn sie in moderaten Mengen gegessen werden, keine erkennbare blutzuckersteigernde Wirkung.[98] Im Gegenteil, ihr Genuss wird in Verbindung gebracht mit einem niedrigeren Risiko, an Diabetes und Herzleiden zu erkranken. Weltweit sind sie seit Jahrhunderten ein Grundnahrungsmittel. Vor allem in den letzten Jahren ist das wissenschaftliche Interesse an ihnen rasant gestiegen, wobei sie sich als Heilmittel bei verschiedenen Krankheiten herauskristallisieren.[99, 100] Mit diesem Wissen im Hinterkopf können Sie sich sicher sein, dass ihre köstliche Dreingabe zu dem heutigen Sirt-Müsli die positive, gesunde Wirkung noch weiter steigert. Und darin liegt die Einzigartigkeit und die Kraft der Sirtuin-Diät: Sie widerlegt das Dogma und ermöglicht es Ihnen, Süßes in moderaten Mengen zu genießen, ohne sich dabei schuldig zu fühlen.

Wir reichern den heutigen Speiseplan zudem mit Chicorée an. Wie schon bei den Zwiebeln ist hier die rote Variante die beste, doch auch die gelbe Sorte gilt als

Sirtfood. Roter Chicorée ist etwas schwieriger erhältlich, doch der gelbe eignet sich wunderbar als Alternative. Um möglichst viel Chicorée in die Ernährung zu integrieren, können Sie seine Blätter jederzeit Ihrem Salat beigeben. Sein angenehm herbes Aroma sorgt in Kombination mit einem pikanten Dressing auf Olivenölbasis für das gewisse Etwas. Für manche mag der Geschmack etwas gewöhnungsbedürftig sein, doch mit den Worten des Food-Journalisten Hugh Fearnley-Whittingstall ausgedrückt: »Sobald Sie einmal angebissen haben, gibt es kein Zurück.«

An Tag 4 werden Sie Folgendes verzehren:

- 2 x grüner Sirtfoodsaft (Seite 120)
- 2 x Hauptgericht (entweder die Standardversion oder vegan, siehe unten)

Trinken Sie die Säfte zu unterschiedlichen Tageszeiten (z. B. den ersten gleich morgens nach dem Aufstehen oder vormittags und den zweiten am Nachmittag) und wählen Sie Ihre Mahlzeiten aus den angebotenen Standard- oder veganen Optionen aus:

MAHLZEIT 1: Sirt-Müsli (Seite 226)
MAHLZEIT 2: Gebratenes Lachsfilet mit karamellisiertem Chicorée und Selleriegrün-Rucola-Salat (Seite 227)

oder

MAHLZEIT 1: Sirt-Müsli (Seite 226)
MAHLZEIT 2: Toskanischer Bohneneintopf (vegan, Seite 229)

TAG 5

Heute ist bereits Tag 5, und es wird ein wenig fruchtiger bei uns zugehen. In den letzten Jahren haben die kritischen Stimmen zu Obst stetig zugenommen, da sein Ruf unter dem Trend, sich möglichst zuckerarm zu ernähren, sehr gelitten hat. Glücklicherweise können wir Beerenliebhabern verkünden, eine solche Schmähung ist völlig haltlos. Der Zuckergehalt von Erdbeeren ist sehr niedrig – pro 100 Gramm enthalten sie nur einen Teelöffel. Überdies bewirken sie, dass zuckerhaltige Kohlenhydrate vom Körper deutlich effektiver verarbeitet werden. Forscher haben nämlich herausgefunden, dass durch den gemeinsamen Verzehr zuckerhaltiger Kohlenhydrate mit Erdbeeren der Insulinbedarf gesenkt wird, was im Wesentlichen bedeutet, dass die Frucht die Entstehung von Blutzuckerspitzen verhindert.[101] Wie Sie sehen, sind Erdbeeren ein fantastischer Bestandteil jeder gesunden und leckeren Schlankheitsdiät. Erdbeeren sind außerdem sehr vielseitig, wie Sie anhand unserer frischen und leichten Sirtfood-Adaption des orientalischen Klassikers Taboulé feststellen werden.

Miso, eine fermentierte Sojabohnenpaste, ist ein traditioneller Bestandteil der japanischen Küche. Buddhistische Mönche entdeckten das köstliche Rezept, als sie Sojabohnen zu einer Paste vermahlten und diese mit Salz und einem natürlich vorkommenden Pilz fermentierten. Neben seinen außerordentlich gesundheitsfördernden Eigenschaften trumpft Miso vor allem mit dem exquisiten Umami-Aroma auf, das buchstäblich Explosionen auf den Geschmacksknospen auszulösen vermag. Heutzutage ist uns das berüchtigte Mononatriumglutamat (MNG) sehr viel geläufiger, das künstlich hergestellt wird, um denselben Geschmack zu erzeugen. Es versteht sich von selbst, dass der Weg, das magische Umami-Aroma aus einem traditionellen, natürlichen und der Gesundheit förderlichen Nahrungsmittel zu beziehen, eindeutig der bessere ist. Die Paste, die mittlerweile in allen gutsortierten Supermärkten und Bioläden erhältlich ist, sollte in keiner Küche fehlen, um Speisen einen intensiveren Geschmack zu verleihen. Da sich Umami-Geschmacksnoten gegenseitig verstärken, passt Miso besonders gut zu anderen geschmacksintensiven Umami-Speisen, allen voran zu gegartem Eiweiß; unsere heutigen, unsagbar leckeren und dabei schnell und einfach zuzubereitenden Rezepte sind dafür das beste Beispiel.

An Tag 5 werden Sie Folgendes zu sich nehmen:

- 2 x grüner Sirtfoodsaft (Seite 120)
- 2 x Hauptgericht (entweder die Standardversion oder vegan, siehe unten)

Trinken Sie die Säfte zu unterschiedlichen Tageszeiten (z. B. den ersten gleich morgens, nach dem Aufstehen oder vormittags und den zweiten am Nachmittag) und wählen Sie Ihre Mahlzeiten aus den angebotenen Standard- oder veganen Optionen aus:

MAHLZEIT 1: Erdbeer-Buchweizen-Taboulé (Seite 231)
MAHLZEIT 2: Gebratener Kabeljau in Miso-Marinade mit Pfannengemüse und Sesam (Seite 231)

oder

MAHLZEIT 1: Erdbeer-Buchweizen-Taboulé (Seite 231)
MAHLZEIT 2: Soba (Buchweizennudeln) in Misosuppe mit Tofu, Sellerie und Grünkohl (vegan, Seite 234)

TAG 6

Dem antiken griechischen Historiker Thukydides zufolge schafften es die Menschen am Mittelmeer erst dann, sich von der Barbarei zu befreien, als sie lernten, Oliven und Wein anzubauen. Und in der Tat kann es kaum zwei typischere Sirtfoods geben als Olivenöl und Rotwein.

Olivenöl ist wohl das bekannteste Lebensmittel der traditionellen Mittelmeerküche. Der Olivenbaum, in der Mythologie auch »unsterblicher Baum« genannt, gehört zu den ältesten kultivierten Baumarten weltweit. Und sein Öl wurde von dem Tag an verehrt, an dem die Menschen anfingen, Oliven mithilfe von Steinmörsern auszupressen – also seit fast 7000 Jahren. Schon Hippokrates rühmte Olivenöl wegen seiner heilenden Wirkung, und seine wunderbaren gesundheitsfördernden Eigenschaften konnten Jahrtausende später durch moderne wissenschaftliche Studien nur noch bekräftigt werden. Beim Kauf von Olivenöl ist entscheiden, auf die Qualitätskennzeichnung »extra vergine« zu achten. »Vergine«-Öl wird ausschließlich mit mechanischen Verfahren aus der Frucht gewonnen, unter Bedingungen, die nicht zu einer Verschlechterung des Öls führen; Qualität sowie der Polyphenolgehalt sind so gesichert. »Extra vergine« weist auf die erste Pressung der Frucht hin (»vergine« bezeichnet die zweite Pressung), es ist daher sowohl geschmacklich wie auch qualitativ am besten. Daher möchten wir Ihnen dringend ans Herz legen, nur dieses Öl zu verwenden.

Und ohne Rotwein, Sirtfood erster Stunde, wäre jedes Sirtfood-Menü unvollständig. Sein Gehalt an sirtuinaktivierendem Resveratrol, neben anderen wichtigen Sirtuin-Aktivatoren wie zum Beispiel Piceatannol, gilt als Hauptursache der längere Lebenserwartung und der geringen Übergewichtsrate, die mit dem traditionellen französischen Lebensstil in Verbindung gebracht werden und die den ganzen Sirtfood-Taumel überhaupt ausgelöst haben. Natürlich, Wein enthält Alkohol und sollte daher nur in geringen Mengen genossen werden. Die gute Nachricht lautet, dass Resveratrol ziemlich hitzestabil ist. Kochen ist demnach der perfekte Weg, um die Ernährung damit anzureichern. Obwohl wir uns nicht gerade zu den Weinkennern zählen, können wir dennoch sagen, dass Pinot Noir unsere Nummer eins ist, da dieser hinsichtlich seines Resveratrolgehalts schlicht und ergreifend zu den Spitzenreitern unter den Weinen zählt.

An Tag 6 werden Sie Folgendes verzehren:

- 2 x grüner Sirtfoodsaft (Seite 120)
- 2 x Hauptgericht (entweder die Standardversion oder vegan, siehe unten)

Trinken Sie die Säfte zu unterschiedlichen Tageszeiten zu sich (z. B. den ersten gleich morgens, nach dem Aufstehen oder vormittags und den zweiten am Nachmittag) und wählen Sie Ihre Mahlzeiten aus den angebotenen Standard- oder veganen Optionen aus:

MAHLZEIT 1: Supersirt-Salat (Seite 236)
MAHLZEIT 2: Gegrilltes Rindfleisch mit Rotweinsoße, Zwiebelringen, würzigem Grünkohl und Kräuterröstkartoffeln (Seite 238)

oder

MAHLZEIT 1: Supersirt-Salat mit Linsen (Seite 237)
MAHLZEIT 2: Kidney-Bohnen-Mole mit Backkartoffel
(vegan, Seite 242)

TAG 7

Dieser Tag markiert das Ende von Phase 1 der Sirtuin-Diät. Allerdings handelt es sich hier eher um einen Anfang als um ein Ende. Jetzt machen Sie sich auf, einen neuen Lebensstil anzunehmen, in dem Sirtfoods auf dem Teller die Hauptrolle spielen. Das heutige Menü illustriert sehr schön, wie einfach es ist, eine Fülle von Sirtfoods in die üblichen Essgewohnheiten zu integrieren. Es braucht dabei nicht viel mehr als eine Lieblingsspeise, die mit ein wenig Kreativität zu einem Sirtfood-Festmahl wird.

Bei Walnüssen haben wir es mit einem überaus bemerkenswerten Sirtfood zu tun. Obwohl reich an Fett und hochkalorisch, sind sie dennoch perfekt zum Abnehmen sowie zur Linderung des metabolischen Syndroms (einem Risikofaktor für Erkrankungen der arteriellen Gefäße) – ein Paradebeispiel für die Macht der Sirtuinaktivierung. Walnüsse sind außerdem äußerst vielseitig: Sie eignen sich hervorragend zum Backen, für Salate oder einfach als Snack.

Pesto, das mit seinen intensiven Aromen jedem noch

so einfachen Gericht mühelos Leben einzuhauchen vermag, hat in unserer Küche inzwischen fast schon den Stellenwert einer Basiszutat. Traditionell wird es aus Basilikum und Pinienkernen hergestellt, doch mit ein paar simplen Veränderungen lässt sich ein supereinfaches Sirtfood-Petersilien-Walnuss-Pesto zaubern. Das Ergebnis kann sich geschmacklich durchaus mit dem Original messen lassen.

Auch so alltäglichen Gerichten wie beispielsweise einem Omelett kann man im Handumdrehen einen Sirtfood-Anstrich verpassen. In unser Omelett kommt unter anderem auch Speck. Warum? Einfach weil Speck so lecker schmeckt. In der Sirtuin-Diät geht es ja vor allem darum, bestimmte Lebensmittel in die Ernährung zu integrieren, und nicht um den Ausschluss, wobei alle Zutaten mit einer nachhaltigen Ernährungsweise konform gehen sollten. Und ist das letzten Endes nicht das wahre Geheimnis von langfristigem Abnehmerfolg und Gesundheit?

An Tag 7 werden Sie Folgendes verzehren:

- 2 x grüner Sirtfoodsaft (Seite 120)
- 2 x Hauptgericht (entweder die Standardversion oder vegan, siehe unten)

Trinken Sie die Säfte zu unterschiedlichen Tageszeiten zu sich (z. B. den ersten gleich morgens, nach dem Aufstehen oder vormittags und den zweiten am Nachmittag) und wählen Sie Ihre Mahlzeiten aus den angebotenen Standard- oder veganen Optionen aus:

MAHLZEIT 1: Sirtfood-Omelett (Seite 244)
MAHLZEIT 2: Gebackene Hühnerbrust mit Walnuss-Petersilien-Pesto und Rote-Zwiebel-Salat (Seite 246)

oder

MAHLZEIT 1: Waldorfsalat (vegan, Seite 248)
MAHLZEIT 2: Geröstete Auberginenspalten mit Walnuss-Petersilien-Pesto und Tomatensalat (vegan, Seite 249)

9

Phase 2:
Aufrechterhaltung

Herzlichen Glückwunsch! Sie haben Phase 1 der Sirtuin-Diät abgeschlossen. Wahrscheinlich werden Sie bereits großartige Erfolge beim Fettabbau zu verzeichnen haben und nicht nur schlanker und straffer aussehen, sondern sich noch dazu vitaler und energiegeladener fühlen. Und wie geht's jetzt weiter?

Da wir selbst bereits mehrfach Zeugen dieser bemerkenswerten Transformationen geworden sind, wissen wir aus eigener Erfahrung, wie sehr Ihnen daran gelegen ist, diesen Zustand nicht nur zu erhalten, sondern noch weiter zu verbessern. Schließlich sind Sirtfoods für den lebenslangen Verzehr gedacht. Die Frage ist nur, wie Sie das Ernährungsmuster aus Phase 1 in Ihr übliches Essverhalten integrieren. Und genau das hat uns dazu angeregt, einen 14-tägigen Aufrechterhaltungsplan als Fortsetzung der Diät zu konzipieren, der Sie darin unterstützt, den Übergang von Phase 1 zu Ihren üblichen Essgewohnheiten zu schaffen und so die positiven

Auswirkungen der Sirtuin-Diät zu erhalten und noch weiter auszubauen.

Was Sie erwarten können

Während Phase 2 werden Sie die Resultate beim Gewichtsverlust festigen und kontinuierlich weiter abnehmen.

Vergessen Sie dabei nicht: Eines der beeindruckendsten Ergebnisse unserer Pilotstudie war, dass das Gewicht, das die Probanden abnahmen, größtenteils oder sogar komplett aus Fettmasse bestand, wobei einige sogar an Muskelmasse zugenommen haben. Wir möchten Sie daher erneut dazu ermutigen, Fortschritte nicht nur an der Waage festzumachen. Überprüfen Sie anhand Ihres Spiegelbilds den Sitz Ihrer Kleidung und ob Sie schlanker oder straffer wirken. Saugen Sie alle Komplimente auf, die Sie aus Ihrem Umfeld erhalten.

Denken Sie außerdem daran, dass Sie in gleichem Maße wie die Pfunde weiterhin purzeln auch zunehmend von den gesundheitlichen Vorteilen profitieren werden. Indem Sie sich an den 14-tägigen Aufrechterhaltungsplan halten, legen Sie den Grundstein für Ihre Zukunft, die geprägt sein wird von lebenslanger Gesundheit.

Anleitung für Phase 2

Das Erfolgsrezept besteht in dieser Phase darin, weiterhin für einen hohen Gehalt an Sirtfoods in der Ernährung zu sorgen. Um Ihnen dies so weit wie möglich zu erleichtern, haben wir Ihnen einen siebentägigen Speiseplan zusammengestellt inklusive leckerer familienfreundlicher Rezepte, allesamt randvoll mit Sirtfoods (beachten Sie dennoch den Hinweis zu Kindern auf Seite 204). Also einfach den Speiseplan zweimal hintereinander befolgen, um so die 14-tägige Phase 2 abzuschließen.

An jedem der 14 Tage wird Ihre Ernährung bestehen aus:

- 3 x ausgewogene, sirtfoodreiche Mahlzeiten
- 1 x grüner Sirtfoodsaft
- 1–2 x optional Sirtfood-Pralinen

Auch hier gilt: Wir haben keine feststehenden Regeln, wann Sie was konsumieren sollten. Alles kann ganz flexibel möglichst über den Tag verteilt, gegessen beziehungsweise getrunken werden. Ein paar Faustregeln, die Sie im Hinterkopf behalten können, gibt es jedoch:

- Trinken Sie den grünen Saft entweder gleich morgens (mindestens 30 Minuten vor dem Frühstück) oder aber am Vormittag.
- Das Abendessen sollte möglichst bis spätestens 19 Uhr eingenommen werden.

Portionsgrößen

In Phase 2 geht es uns nicht darum, Kalorien zu zählen. Langfristig gesehen wäre das für die meisten von uns weder ein besonders praktischer noch ein erfolgversprechender Ansatz. Stattdessen achten wir verstärkt auf vernünftige Portionsgrößen, ausgewogene Mahlzeiten und, das ist am wichtigsten, darauf, große Mengen Sirtfoods zuzuführen, damit Sie weiterhin von ihren fettverbrennenden und gesundheitsfördernden Eigenschaften profitieren können.

Wir haben die Mahlzeiten im Speiseplan möglichst nahrhaft gestaltet, damit Sie sich länger satt fühlen. Dies bewirkt, in Kombination mit der natürlichen appetitregulierenden Wirkung der Sirtfoods, dass Sie die kommenden 14 Tage nicht hungrig verbringen müssen, sondern sich stets angenehm satt, gut genährt und optimal mit Nährstoffen versorgt fühlen.

Vergessen Sie nicht, ebenso wie in Phase 1 auf die Signale Ihres Körpers zu achten und sich vom Appetit leiten zu lassen. Wenn Sie die Rezepte nach unseren Angaben zubereiten und sich bereits angenehm satt fühlen, bevor Sie die Portion bewältigt haben, lassen Sie den Rest einfach stehen! Warum nicht dem Beispiel der langlebigen Bewohner von Okinawa folgen: Diese halten sich bei ihren Mahlzeiten stets an das Motto »*Hara hachi bu*«, was so viel bedeutet wie: So lange essen, bis man zu 80 Prozent satt ist.

Trinkempfehlungen

Sie werden in Phase 2 wie gehabt einen grünen Saft pro Tag trinken. Dieser sorgt dafür, dass der Sirtfood-Anteil an Ihrer Ernährung stets hoch bleibt.

Wie schon in Phase 1 können Sie nach Belieben andere Getränke zu sich nehmen. Die von uns bevorzugten, die wir Ihnen ans Herz legen wollen, sind Wasser, Wasser, das Sie selbst aromatisiert haben, Kaffee und grüner Tee. Denken Sie daran, grüner Tee und Kaffee zählen zu den Sirtfoods, es ist also absolut unnötig, Gewissensbisse zu haben, wenn Sie sich ein Tässchen genehmigen. Und noch einmal, wenn Sie eine Vorliebe für schwarzen oder weißen Tee haben, dem steht nichts entgegen. Gleiches gilt für Kräutertees. Die gute Nachricht lautet, dass Sie in Phase 2 auch gelegentlich ein Glas Rotwein genießen dürfen. Rotwein ist aufgrund seines Gehalts an den sirtuinaktivierenden Polyphenolen Resveratrol und Piceatannol mit Abstand die beste

Wahl unter den alkoholischen Getränken. Doch weil Alkohol nun mal unsere Fettzellen negativ beeinflusst, ist Maßhalten immer noch das Beste. Deshalb empfehlen wir Ihnen, den Konsum auf zwei bis drei Gläschen pro Woche, jeweils zu einer Mahlzeit, zu beschränken.

Rückkehr zu drei Mahlzeiten

In der letzten Woche haben Sie eine beziehungsweise zwei Mahlzeiten täglich zu sich genommen, sodass das Frühstück eventuell ein Getränk war. Nun, da wir zum bewährten Schema von drei Mahlzeiten täglich zurückkehren, ist es an der Zeit, sich über das Frühstück zu unterhalten.

Ein gutes Frühstück bereitet uns auf den Tag vor, steigert das Energieniveau und die Konzentrationsfähigkeit. In Bezug auf unseren Stoffwechsel hält frühes Essen unsere Blutzucker- und Blutfettwerte in Schach. Dass Frühstücken eine gute Sache ist, wird durch zahlreiche Studien belegt. Sie zeigen, dass Menschen, die regelmäßig frühstücken, weniger anfällig für Übergewicht sind.

Die Ursache dafür liegt in der inneren Uhr (siehe Seite 107, 279). Unser Körper, der vorwegnimmt, wann wir am aktivsten sein und die meiste Energie benötigen werden, erwartet von uns, dass wir kurz nach dem Aufstehen essen. Da unser Körper zu Tagesbeginn auf

Nahrungsaufnahme vorbereitet ist, werden wir diese Speisen sehr viel eher verbrennen, um Energie zu gewinnen, während später zugeführte Nahrung schneller in Form von Fett eingelagert wird. Genau das lässt sich bei Nachtschichtarbeitern beobachten, die im Schnitt häufiger von Adipositas und Stoffwechselerkrankungen betroffen sind, was zumindest teilweise an ihrer Gewohnheit liegt, spät zu essen.[102, 103]

Dennoch verzichtet täglich ein komplettes Drittel der Bevölkerung auf das Frühstück. Es handelt sich dabei um ein klassisches Symptom unserer hektischen modernen Lebensweise, wobei es an vorderster Stelle die jungen Berufstätigen betrifft, die aus dem Haus zur Arbeit eilen. In der von Hetze bestimmten Welt herrscht die Ansicht vor, wir hätten einfach nicht genügend Zeit, um ordentlich zu frühstücken. Doch Sie werden sehen, mit den ausgeklügelten Frühstücksgerichten, die wir Ihnen in diesem Buch präsentieren, muss das keineswegs so sein. Angefangen beim Sirtfood-Smoothie, den Sie unterwegs trinken können, über das vorbereitete Sirt-Müsli oder die schnell und einfach zuzubereitenden Tofu-Pilz-Pfanne – sich diese paar Minuten Zeit zu nehmen wird sich nicht nur für den Tag auszahlen, es beschert Ihnen langfristig ein schlankeres und gesünderes Selbst.

Da Sirtfoods außerdem als ergänzende Regulatoren unserer inneren Uhr fungieren, lässt sich mittels eines frühmorgendlichen »Stoßes« noch mehr profitieren. Das erreichen Sie nicht nur über ein sirtfoodreiches Frühstück, sondern vor allem über den grünen Saft. Trinken Sie ihn am besten täglich entweder sofort nach dem Aufwachen – mindestens 30 Minuten vor dem Frühstück – oder vormittags. Im Rahmen unserer klinischen Erfahrungen haben uns zahlreiche Menschen, die den grünen Saft gleich nach dem Aufwachen tranken, berichtet, dass sie danach für mehrere Stunden keinen Hunger mehr verspürten. Sollte er auf Sie eine vergleichbare Wirkung haben, ist es völlig in Ordnung, ein paar Stunden mit dem Frühstück zu warten. Nur komplett auslassen sollten Sie es nicht. Alternativ können Sie auch mit einem guten Frühstück in den Tag starten, um zwei bis drei Stunden danach den grünen Saft zu trinken. Seien Sie flexibel und halten Sie es so, wie es für Sie am besten funktioniert.

Sirtfood-Snacks

In Bezug auf Snacks gilt das Prinzip: Machen Sie es so, wie Sie es für richtig halten. Es wurde bereits viel darüber diskutiert, ob man, um abzunehmen, besser häufiger kleinere Mahlzeiten essen oder bei drei ausgewogenen Mahlzeiten pro Tag bleiben sollte. Die Wahrheit lautet, es ist im Prinzip völlig egal.

Wir haben die Menüs für diese Phase so gestaltet, dass Sie drei besonders ausgewogene sirtfoodreiche

Mahlzeiten pro Tag erhalten, und Sie werden möglicherweise feststellen, dass Sie überhaupt keinen Snack
benötigen. Doch vielleicht hatten Sie Stress im Büro,
haben Sport getrieben, oder aber die Kinder haben Sie
den ganzen Tag auf Trab gehalten, sodass Sie eine Klei-
nigkeit brauchen. Und genau dazu haben wir die »Sirtfood-Pralinen« konzipiert. Bei diesen ausgeklügelten
kleinen Kugeln handelt es sich um wahre Leckerbissen,
die Sie völlig ohne Gewissensbisse genießen können,
weil sie ausschließlich aus Sirtfoods bestehen: Datteln,
Walnüsse, Kakao, Olivenöl extra vergine und Kurkuma. Genießen Sie eine, höchstens zwei davon pro
Tag.

»Sirtifizieren« Sie Ihr Essen

Die einzige Diätform, die sich auf lange Sicht durchhalten lässt, funktioniert nach dem Prinzip der Inklusion,
nicht der Exklusion. Doch damit sie wirklich zum Erfolg führen kann, bedarf es noch mehr – die Diät muss
mit unserer modernen Lebensweise kompatibel sein.
Ob es um die bequeme Zubereitung geht, weil wir alle
viel Stress im Alltag haben, oder darum, sich auf Din-
nerpartys als Feinschmecker zu präsentieren – unsere
Ernährungsweise sollte mit wenig Aufwand verbunden
sein. Anstatt sich wegen überzogener Ernährungsanfor-
derungen und Restriktionen den Kopf zu zerbrechen,

freuen Sie sich lieber über Ihre schlanke Figur und tolle Ausstrahlung.

Das Tolle an Sirtfoods ist, dass sie wirklich überall zu bekommen und leicht in die Ernährungsgewohnheiten einzubinden sind. Im nächsten Abschnitt zeigen wir Ihnen, wie einfach sie sich in die tägliche Ernährung integrieren lassen. In den kommenden 14 Tagen, die dazu dienen, den Übergang von Phase 1 zu einer Alltagsernährung zu überbrücken, schaffen Sie die Grundlage für eine lebenslang gesündere Ernährung.

Das Schlüsselprinzip liegt in der »Sirtifizierung« der Speisen. Dazu nehmen wir altbekannte Gerichte, unter anderem auch viele klassische Lieblingsspeisen, tauschen geschickt die eine oder andere Zutat aus und fügen Sirtfoods hinzu, sodass am Ende der großartige Geschmack erhalten bleibt, das Gericht jedoch um eine Fülle wertvoller Inhaltsstoffe ergänzt wurde. Im Verlauf von Phase 2 sehen Sie immer wieder, wie einfach sich das bewerkstelligen lässt.

Ein Beispiel dafür ist der leckere Sirtfood-Smoothie, der sich perfekt als Frühstück für unterwegs eignet. Und durch den unkomplizierten Austausch von Weizen durch Buchweizen sorgt man bei den vielgeliebten Nudeln für zusätzlichen Geschmack. An Gerichten wie Chili con Carne oder Currys, die mittlerweile schon Kultstatus haben, braucht nicht einmal sonderlich viel verändert zu werden, da die traditionellen Rezepte bereits eine Fülle an Sirtfoods enthalten. Wer sagt eigentlich, Fast Food wäre ausnahmslos ungesund? Wenn wir Pizza selber machen, gönnen wir uns das unverwechselbare Geschmackserlebnis, verzichten jedoch völlig auf die üblichen Schuldgefühle. Es gibt keinen Grund, dem Genuss den Rücken zu kehren, wie unsere Pfannkuchen mit Erdbeerfüllung und dunkler Schokoladensoße beweisen. Und dabei handelt es sich nicht einmal um ein Dessert, sondern um ein Frühstück, und zwar ein sehr gesundes. Essen Sie also weiterhin das, was Sie mögen, während Sie sich gleichzeitig auf ein gesundes Körpergewicht und größeres Wohlbefinden zubewegen. Und genau darin besteht das eigentlich Revolutionäre der Sirtfoods.

Kochen für mehrere

Jetzt kommen die Rezepte für gleich mehrere »hungrige Mäuler«. Ob Familien oder Freunde – die neuen Hauptgerichte ebenso wie die sirtfoodreiche Suppe, die wir Ihnen in diesem Abschnitt vorstellen, sind allesamt für vier Portionen berechnet. Falls Sie nur für ein oder zwei Personen kochen – warum nicht die Gelegenheit ergreifen, gleich ein wenig mehr zu machen und ein paar Portionen für die nächste Woche einzufrieren?

14-Tage-Speiseplan

Neben dem Standardplan gibt es auch eine fleischlose Variante, die sich sowohl für Vegetarier als auch für Veganer eignet. Sie können frei zwischen den Alternativen wählen, auch eine Kombination ist möglich.

Sie werden täglich Folgendes verzehren:

- 1 x grüner Sirtfoodsaft (siehe Seite 120)
- 3 x ausgewogene, sirtfoodreiche Mahlzeiten (entweder die Standardversion oder vegan, siehe unten)
- optional 1–2 Sirtfood-Pralinen (siehe 277)

Nehmen Sie den Saft entweder gleich in der Früh (mindestens 30 Minuten vor dem Frühstück) zu sich oder am Vormittag.

	Frühstück
Tag 8 und 15	Sirtfood-Smoothie (Seite 251)
oder	Sirtfood-Smoothie (Seite 251)
Tag 9 und 16	Sirt-Müsli (Seite 226)
oder	Sirt-Müsli (Seite 226)
Tag 10 und 17	Joghurt mit gemischten Beeren, gehackten Walnüssen und dunkler Schokolade (Seite 257)
oder	Soja- bzw. Kokosjoghurt mit gemischten Beeren, gehackten Walnüssen und dunkler Schokolade (Seite 257)
Tag 11 und 18	Würzige Rühreier (Seite 261)
oder	Vegane Tofu-Pilz-Pfanne (Seite 264)

Mittagessen	Abendessen
Supersirt-Salat mit Hühnchen (Seite 236)	Asiatische Riesengarnelen-pfanne mit Buchweizennudeln (Seite 214)
Waldorfsalat (Seite 248)	Toskanischer Bohneneintopf (Seite 229)
Gefüllte Vollkornpita (Seite 252)	Tajine mit Butternut-Kürbis, Datteln und Buchweizen (Seite 254)
Limabohnen-Miso-Dip mit Selleriestangen und Crackern (Seite 256)	Tajine mit Butternut-Kürbis, Datteln und Buchweizen (Seite 254)
Supersirt-Salat mit Thunfisch (Seite 236)	Hühnchen-Grünkohl-Curry mit Bombay-Kartoffeln (Seite 258)
Gefüllte Vollkornpita (Seite 252)	Grünkohl und Rote-Zwiebel-Dhal mit Buchweizen (Seite 220)
Erdbeer-Buchweizen-Taboulé (Seite 231)	Sirt-Chili-con-Carne (Seite 262)
Erdbeer-Buchweizen-Taboulé (Seite 231)	Kidney-Bohnen-Mole mit Backkartoffel (Seite 242)

	Frühstück
Tag 12 und 19	Sirtfood-Smoothie (Seite 251)
oder	Sirtfood-Smoothie (Seite 251)
Tag 13 und 20	Buchweizenpfannkuchen mit Erdbeeren, dunkler Schokoladensoße und gehackten Walnüssen (Seite 269)
oder	Joghurt mit gemischten Beeren, gehackten Walnüssen und dunkler Schokolade (Seite 257)
Tag 14 und 21	Sirtfood-Omelett (Seite 244)
oder	Sirt-Müsli (Seite 226)

Mittagessen	Abendessen
Waldorfsalat (Seite 248)	Räucherlachsnudeln mit Chili und Rucola (Seite 266)
Buchweizennudelsalat (Seite 268)	Gebackener Tofu in Harissamarinade zu Blumenkohl-»Couscous« (Seite 224)
Shiitake-Tofu-Suppe (Seite 272)	Sirtfood-Pizza (Seite 273)
Shiitake-Tofu-Suppe (Seite 272)	Sirtfood-Pizza (Seite 273)
Supersirt-Salat mit Linsen (Seite 236)	Gebackene Hühnerbrust mit Walnuss-Petersilien-Pesto und Rote-Zwiebel-Salat (Seiten 246)
Supersirt-Salat mit Linsen (Seite 236)	Tofu in Sesam-Miso-Marinade auf gebratenem Ingwer-Chili-Gemüse (Seite 216)

10

Sirtfoods ein Leben lang

Herzlichen Glückwunsch, Sie haben nun beide Phasen der Sirtuin-Diät hinter sich gebracht! Lassen Sie uns eine kurze Bestandsaufnahme dessen machen, was Sie erreicht haben. Sie haben die hypererfolgreiche Phase abgeschlossen, dabei in etwa 3,2 Kilo abgenommen, und wohl auch ein gewisses Maß an erstrebenswertem Muskelzuwachs zu verzeichnen. Sie haben in der 14-tägigen Aufrechterhaltungsphase das niedrigere Gewicht gefestigt und die Körperzusammensetzung noch weiter verbessert. Wichtiger noch, Sie haben die Ausgangsbasis für Ihren persönlichen gesundheitlichen Aufschwung gelegt. Und Sie haben sich gegen Krankheiten, die so vielen von uns mit zunehmendem Alter drohen, zur Wehr gesetzt. Gesteigerte Energie, Vitalität und Wohlbefinden, das ist die Zukunft, für die Sie sich entschieden haben.

Inzwischen kennen Sie die Top-20-Liste der Sirtfoods (siehe Seite 74) und sind in der Lage, ihre Wirksamkeit einzuschätzen. Und nicht nur das, Sie sind darüber hinaus inzwischen ziemlich geschickt, diese in Ihren Speiseplan zu integrieren. Lassen Sie diese Lebensmittel auch weiterhin wesentlichen Bestandteil Ihrer täglichen Essgewohnheiten sein, schon allein wegen des fortgesetzten Gewichtsverlusts und der Verbesserung des Wohlbefindens, die sie bewirken. Freilich sind es nur 20 Lebensmittel, und Vielfalt ist schließlich die Würze des Lebens. Wie geht es also weiter?

In diesem Kapitel geben wir Ihnen eine Anleitung für lebenslange Gesundheit an die Hand. Es geht darum, wie Sie den Körper mit einer Ernährung in Einklang bringen, die für alle und jeden geeignet und vertretbar ist. Ernten Sie beim Abnehmen die Früchte der Sirtuin-Diät und greifen Sie dabei auf die besten Speisen zurück, die die Natur uns zu bieten hat.

Jenseits der Top-20-Sirtfoods

Wir haben gesehen, dass Sirtfoods eine äußerst vorteilhafte Wirkung haben: Bestimmte Pflanzen verfügen über ausgeklügelte Stressreaktionsmechanismen, in deren Rahmen Substanzen produziert werden, die unsere Sirtuine aktivieren; dasselbe Fettverbrennungs- und Langlebigkeitssystem, wie es im Körper durch Fastenkuren und Sport aktiviert wird. Je größer die Menge der Substanzen, die eine Pflanze als Reaktion auf Stress produziert, desto vorteilhafter die Wirkung, von der wir durch ihren Verzehr profitieren. Unsere Top-Sirtfood-Liste besteht aus all jenen Nahrungsmitteln, die sich hinsichtlich ihres besonders hohen Gehalts an solchen Substanzen von anderen abheben; es handelt sich somit um Nahrungsmittel, die außergewöhnlich gut in der Lage sind, unsere Körperzusammensetzung sowie unser Wohlergehen zu beeinflussen. Allerdings gilt für die sirtuinaktivierende Wirkung nicht das Alles-oder-nichts-Prinzip. Es existieren noch viele weitere Pflanzen, die moderate Mengen sirtuinaktivierender Nährstoffe enthalten. Wir möchten Sie dazu ermutigen, die Vielfalt und Diversität Ihrer Ernährung deutlich zu erweitern, indem Sie auch reichlich von diesen Pflanzen verzehren. In der Sirtuin-Diät geht es um Inklusion, und je größer die Vielfalt an Speisen mit sirtuinaktivierenden Bestandteilen, die Sie in Ihre Ernährung integrieren, desto besser. Vor allem, wenn Sie dadurch noch mehr Ihrer Lieblingsspeisen mit auf den Speiseplan setzen und so den Genuss und die Freude am Essen erhöhen.

Lassen Sie uns das Ganze analog zum Sport betrachten. Die Top-20-Sirtfoods entsprechen einem schweißtreibenden Training im Fitnessstudio (sind aber viel leichter zu genießen), wobei Phase 1 für das »Boot Camp« steht. Im Gegensatz dazu entspricht der Verzehr solcher Nahrungsmittel mit moderatem Gehalt an sirtuinaktivierenden Substanzen dem positiven Effekt eines ausgiebigen Spaziergangs. Der Nährwert der typischen Standardernährung entspricht in etwa einem ganzen auf dem Sofa vor dem Fernseher verbrachten Tag. Klar, ein schweißtreibendes Training im Fitnessstudio ist eine gute Sache, doch Sie werden schnell die Nase voll davon haben, wenn Sie nie mehr etwas anderes machen. Wir möchten Ihnen auch den Spaziergang ans Herz legen – das ist auf jeden Fall besser, als den Tag auf dem Sofa zu verbringen.

Nehmen wir zum Beispiel Erdbeeren, die wir in unsere Top-20-Sirtfoodliste mit aufgenommen haben, weil sie eine außergewöhnlich gute Quelle des Sirtuin-Aktivators Fisetin sind. Beeren allgemein kommen aber auch dem Stoffwechsel zugute und unterstützen eine gesunde Alterung. Sehen wir uns ihre Nährstoffzusammensetzung an, so stellen wir fest, dass auch andere Beerensorten wie zum Beispiel Brombeeren, Schwarze Johannisbeeren, Blaubeeren oder Himbeeren eine beträchtliche Menge sirtuinaktivierender Nährstoffe aufweisen.

Gleiches gilt für Nüsse. Diese sind, obwohl äußerst kalorienreich, überaus gesund und helfen uns sogar, überschüssige Pfunde loszuwerden. Und das noch neben ihrer Eigenschaft, das Risiko für chronische Erkrankungen drastisch zu senken. Während die Walnuss unsere absolute Nummer 1 ist, enthalten auch Esskastanien, Pekannüsse, Pistazien und sogar Erdnüsse sirtuinaktivierende Nährstoffe.

Wenden wir uns dem Getreide zu. In den letzten Jahren ist in bestimmten Kreisen die Aversion gegen Getreide in zunehmendem Maße gestiegen. Dabei belegen Studien einen Zusammenhang zwischen dem Essen von Vollkornprodukten und der Linderung von Entzündungen, Diabetes, Herzleiden und Krebs. Zwar können sie sich nicht mit den Sirtfood-Qualitäten des Pseudogetreides Buchweizen messen, doch auch andere Vollkorngetreideprodukte weisen signifikante Mengen sirtuinaktivierender Nährstoffe auf. Unnötig, darauf hinzuweisen, dass Getreide in seiner raffinierten, »weißen« Form all seiner sirtuinaktiverenden Vorteile beraubt ist. Bei diesen raffinierten Produkten handelt es sich um ziemlich giftiges Zeug, das eine Vielzahl der gesundheitlichen Beschwerden unserer modernen Welt mit auslöst. Wir sagen nicht, dass Sie diese nie essen dürfen, wir raten Ihnen lediglich, sich besser an die Vollkornvariante zu halten, wann immer das möglich ist.

Für alle, die sich glutenfrei ernähren wollen, ist Quinoa eine gute Wahl. Auch das allseits beliebte Popcorn darf an dieser Stelle nicht fehlen, das eine wunderbar vollwertige Snackoption darstellt.

Sogar die berüchtigten »Superfoods« mischen mit Vertretern wie Gojibeeren und Chia-Samen mit, die ebenfalls über Sirtfoodeigenschaften verfügen. Höchstwahrscheinlich sind es diese, die eigentlich hinter der gesundheitsfördernden Wirkung stecken. Das bedeutet zwar, dass ihr Verzehr tatsächlich gesund ist, wir wissen jedoch auch, dass es preiswertere, leichter erhältliche und bessere Alternativen gibt. Sie brauchen sich also nicht dazu gezwungen fühlen, speziell auf diesen Zug aufzuspringen. Dasselbe Muster lässt sich auch bei anderen Nahrungsmittelgruppen erkennen. Weiter unten haben wir 38 weitere Lebensmittel aufgelistet, in denen wir Sirtfood-Eigenschaften entdeckt haben. Damit Sie den Gewichtsverlust aufrechterhalten, noch weiter vorantreiben und Ihr Wohlbefinden weiterhin ausbauen, greifen Sie am besten auf diese zurück, wenn Sie die Bandbreite Ihrer Speisen erweitern wollen.

Gemüse

- Artischocken
- Brokkoli
- Brunnenkresse
- Endiviensalat
- gelber Chicorée
- grüne Bohnen
- Pak Choi
- Schalotten
- Spargel
- weiße Zwiebeln

Obst

- Äpfel
- blaue Pflaumen
- blaue Trauben
- Brombeeren
- Gojibeeren
- Himbeeren
- Kumquats
- Schwarze Johannisbeeren

Nüsse und Saaten

- Chia-Samen
- Erdnüsse
- Esskastanien
- Pekannüsse
- Pistazien
- Sonnenblumenkerne

Getreide und Pseudogetreide

- Mais
- Quinoa
- Vollkornmehl

Bohnen

- Ackerbohnen (Saubohnen)
- weiße Bohnen (z. B. Cannellini oder Haricot)

Kräuter und Gewürze

- Dill (frisch und getrocknet)
- getrockneter Oregano
- getrockneter Salbei
- gewöhnliche Chilis
- Ingwer
- Pfefferminze (frisch und getrocknet)
- Schnittlauch
- Thymian (frisch und getrocknet)

Getränke

- Schwarztee
- weißer Tee

Protein-Power

In den letzten Jahren erfreuen sich vor allem proteinreiche Diäten großer Beliebtheit. Man hat herausgefunden, dass der Verzehr größerer Mengen Eiweiß im Rahmen einer Diät die Sättigung unterstützt, den Stoffwechsel reguliert und dem Verlust an Muskelmasse vorbeugt. Eine Kombination von Sirtfoods mit Proteinen hebt das Ganze jedoch auf eine völlig neue Stufe.

Wie Sie sich vielleicht erinnern, ist der Verzehr von Proteinen Grundvoraussetzung, um maximal von der positiven Wirkung einer auf Sirtfoods basierenden Diät zu profitieren. Proteine bestehen aus Aminosäuren, darunter ist es insbesondere eine ganz bestimmte, das Leucin, die das Verhalten der Sirtfoods ergänzt und ihre Wirkung somit noch verstärkt. Leucin verändert unsere zelluläre Umgebung, sodass die sirtuinaktivierenden Nährstoffe aus dem Essen effektiver wirken können. Das bedeutet, eine sirtfoodreiche Kost in Kombination mit leucinreichen Proteinen liefert uns das optimale Ergebnis. Zu den Nahrungsmitteln mit dem höchsten Gehalt an Leucinen gehören rotes Fleisch, Geflügel, Fisch, Meeresfrüchte, Eier und Milchprodukte.

TIERISCHES EIWEISS

In den letzten Jahren wurden tierische Produkte zunehmend mit der Entstehung einiger westlicher Zivilisationskrankheit in Zusammenhang gebracht, allen voran mit Krebs. Falls da etwas dran ist, wäre es wohl kaum die beste Idee, tierisches Eiweiß zu Sirtfoods zu essen. Wir wollen Sie daher mit der Faktenlage vertraut machen, um ein für alle Mal mit diesem Gerücht aufzuräumen.

Eine der größten Bedenken in Bezug auf Milchprodukte lautet, dass es sich dabei nicht um ein einfaches Lebensmittel, sondern um ein hochkomplexes Signalisierungssystem handelt, das rasantes körperliches Wachstum beim Nachwuchs auslösen soll. Während das in den frühen Lebensjahren durchaus sinnvoll ist, ist es im Erwachsenenalter meist weniger angebracht. Die ständige Hyperaktivierung des wichtigsten Wachstumssignals, das Milchprodukte im Körper stimulieren (das sogenannte mTOR), wird heute mit Alterung und altersbedingten Krankheiten wie Adipositas, Typ-2-Diabetes, Krebs und neurodegenerativen Erkrankungen in Verbindung gebracht.[104] Obwohl unser überaus komplexes Signalisierungssystem noch ein verhältnismäßig neues Forschungsgebiet darstellt, dient diese theoretische Gefahr schon jetzt all jenen als Argument, die den Konsum von Milchprodukten drastisch einschränken. Allerdings gibt es da noch eine Sache, auf die die Forschung hinweist: Wenn wir eine Ernährung, die auch Milchprodukte enthält, um Sirtfoods ergänzen, hemmen diese die schädlichen Auswirkungen von mTOR auf unsere Zellen, und die Gefahr wird gebannt. Das zeigt uns, dass Sirtfoods unbedingter Bestandteil einer auf Milchprodukten basierenden Ernährung sein sollten.[105]

Insgesamt fallen die Analysen über den Zusammenhang von Milchprodukten und der Entstehung von Krebs gemischt aus.[106-108] Zieht man die gesamte Forschungslage heran, so ergibt sich, dass ein moderater Konsum von Milchprodukten im Kontext einer sirtfoodreichen Diät vollkommen in Ordnung ist und uns eine Menge wertvoller Nährstoffe als Ergänzung zu den Sirtfoods bietet.

> Milchprodukte sind nicht nur eine wertvolle Eiweißquelle, sie sind zudem auch reich an Vitaminen und Mineralien wie zum Beispiel Jod, Kalzium und Phosphor. Wir empfehlen Erwachsenen, täglich bis zu drei Portionen Milchprodukte (allerdings nicht mehr als einen Liter Milch oder Ähnliches) zu verzehren.

Was das Krebsrisiko anbelangt, so ist Geflügel kein Problem, bei rotem und verarbeitetem Fleisch sieht die Sache jedoch anders aus. Während die Beweislage hinsichtlich eines Zusammenhangs mit Brust- und Prostatakrebs ziemlich dünn ist, gibt es berechtigten Anlass zu der Vermutung, dass der Verzehr von rotem und verarbeitetem Fleisch sehr wohl eine Rolle bei der Entwicklung von Darmkrebs spielt.[109] Dabei scheint verarbeitetes Fleisch der Hauptübeltäter zu sein. Zwar muss man nicht komplett darauf verzichten, es sollte allerdings nur einen geringen Teil der Ernährung ausmachen und kein Grundnahrungsmittel sein.

In Bezug auf rotes Fleisch können wir Ihnen die gute Nachricht verkünden, dass laut Studienergebnissen das Krebsrisiko aufgehoben wird, sobald es mit Sirtfoods zubereitet wird. Sei es, dass Sie es in eine Marinade aus Kräutern, Gewürzen und Olivenöl extra vergine einlegen, es mit Zwiebeln garen, dazu eine schöne Tasse Grüntee trinken oder nach der Mahlzeit ein Stück dunkle Schokolade genießen. Das bildet eine schlagkräftige Sirtfood-Einheit, die dazu beiträgt, die schädlichen Auswirkungen des roten Fleisches zu neutralisieren.[110-113] Während wir absolut nichts dagegen haben, wenn Sie sich hin und wieder ein Steak genehmigen, sollten Sie es dennoch damit nicht übertreiben. Am besten übersteigt der Verzehr von rotem Fleisch eine Menge von 500 Gramm pro Woche (gekocht) nicht, was in etwa 700 bis 750 Gramm rohem Fleisch entspricht.

Geflügel liefert uns neben beträchtlichen Mengen Eiweiß auch Vitamine und Mineralien wie zum Beispiel B-Vitamine, Kalium und Phosphor. Wir empfehlen Erwachsenen, es nach Belieben zu essen.

Rotes Fleisch ist ebenfalls eine exzellente Eiweißquelle und enthält überdies auch Vitamine und Mineralien wie Eisen, Zink und Vitamin B_{12}. Unsere Empfehlung an Erwachsene lautet, maximal drei Portionen pro Woche zu verzehren.

Der Zusammenhang zwischen dem Konsum von Eiern und dem Krebsrisiko ist noch nicht so gut erforscht, wie es bei Fleisch und Milchprodukten der Fall ist, dennoch scheint es in dieser Hinsicht wenig Grund zur Besorgnis zu geben. Stattdessen wird Eiern aufgrund ihres hohen Cholesteringehalts eine wichtige Rolle bei der Entstehung von Herzerkrankungen nachgesagt. Dementsprechend wurde uns nahegelegt, den Konsum von Eiern tunlichst zu begrenzen. Interessanterweise gilt jedoch in anderen Ländern wie Nepal, Thailand oder Südafrika die Empfehlung, Eier wegen ihrer gesundheitsfördernden Wirkung täglich zu essen. Wer hat also recht? Die Indizien deuten auf Letzteres hin. Weder steht der tägliche Verzehr von Eiern in Zusammenhang mit einem erhöhten Risiko für koronare Herzerkrankungen noch für Schlaganfall.[114] Bei manchen Menschen kann aufgrund ihrer genetischen Veranlagung eine verminderte Cholesterinzufuhr erforderlich sein – für die allgemeine Bevölkerung gilt diese Einschränkung aber nicht.

Eier sind nicht nur reich an Proteinen, sondern auch eine ausgezeichnete Quelle für essentielle Nährstoffe wie B-Vitamine, Vitamin A und Carotinoide. Wir empfehlen Erwachsenen, im Rahmen einer ausgewogenen Ernährung Eier nach Belieben zu verzehren.

Die mächtige Wirkung von Omega-3

Bei der zweiten wichtigen Nährstoffgruppe, die die Sirtfoods wirkungsvoll ergänzt, handelt es sich um die langkettigen Omega-3-Fettsäuren EPA und DHA. Seit einigen Jahren schon sind Omega-3-Fettsäuren ein absoluter Favorit im Bereich der gesundheitsbewussten Ernährung. Inzwischen wissen wir, dass sie überdies die Aktivität einer Untergruppe unserer Sirtuine steigern, die direkt mit einer höheren Lebenserwartung in Verbindung stehen. Das macht sie zu einem perfekten Begleiter der Sirtfoods.

Omega-3-Fettsäuren haben stark entzündungshemmende und blutfettsenkende Eigenschaften. Hinzu kommt noch ihre überaus positive Wirkung auf die Herzgesundheit: Sie vermindern die Wahrscheinlichkeit der Klumpenbildung im Blut, stabilisieren den Herzrhythmus und senken den Blutdruck. Selbst die Pharmaindustrie greift mittlerweile auf sie als Mittel im Kampf gegen Herzleiden zurück. Doch damit endet die lange Liste ihrer Vorzüge noch nicht. Omega-3-Fettsäuren beeinflussen auch die Art unseres Denkens, denn sie tragen nachgewiesenermaßen dazu bei, unsere Gemütslage zu verbessern und Demenzen abzuwenden.

Wenn wir über Omega-3-Fettsäuren sprechen, beziehen wir uns vor allem auf den Verzehr von Fisch, insbesondere die fetthaltigen Sorten, weil kein anderes Nahrungsmittel auch nur annähernd so gut in der Lage ist, uns mit der benötigten Menge EPA und DHA zu versorgen. Und um von der vorteilhaften Wirkung zu profitieren, braucht es lediglich zwei Portionen vorzugsweise fetten Fisch pro Woche. Leider sind wir nicht gerade eine Nation der Fischesser. Weniger als jeder Fünfte von uns kommt auf diese Menge. Mit der Folge, dass wir beklagenswert wenig des wertvollen EPA und DHA zu uns nehmen.

Pflanzliche Nahrungsmittel wie Nüsse, Saaten und grünes Blattgemüse enthalten ebenfalls Omega-3-Fettsäuren, allerdings in Form der sogenannten Alpha-Linolensäure, die vom Körper noch in EPA oder DHA umgewandelt werden muss. Die Umwandlungsrate fällt hingegen ziemlich gering aus, weshalb mit Alpha-Lino-

lensäure unser Bedarf an Omega-3-Fettsäuren nur un-
zureichend gedeckt werden kann. Selbst angesichts der
äußerst positiven Wirkung von Sirtfoods sollten wir
nicht auf die zusätzlichen Vorteile, die uns der Verzehr
ausreichender Mengen Omega-3-Fettsäuren beschert,
verzichten. Die besten Quellen für Omega-3-Fettsäuren
sind Hering, Sardinen, Lachs, Forelle und Makrele, und
zwar genau in dieser Reihenfolge. Zwar ist auch frischer Thunfisch ein sehr guter Lieferant von Omega-
3-Fettsäuren, in Form von Dosenfisch hat er allerdings
den Großteil eingebüßt. Hier noch ein Tipp für Vegetarier und Veganer: Während pflanzliche Quellen unbedingt Teil der Ernährung sein sollte, ist darüber hinaus
auch die Einnahme eines aus Mikroalgen gewonnenen
DHA-Supplements (bis zu 300 mg täglich) ratsam.

Fetter Fisch, der uns beträchtliche Mengen der wertvollen Omega-3-Fettsäuren sowie Eiweiß liefert, ist auch
eine hervorragende Quelle für Vitamine und Mineral-
stoffe wie Vitamin A, B-Vitamine und Spurenelemente
wie Jod oder Zink. Die Empfehlung für Erwachsene lautet, mindestens zwei Portionen Fisch pro Woche zu verzehren, davon mindestens einmal fetten Fisch.

Wird eine auf Sirtfoods basierende Ernährung unserem Nährstoffbedarf gerecht?

Bisher haben wir uns ausschließlich auf Sirtfoods konzentriert und darauf, wie wir maximal von ihrer positiven Wirkung profitieren können. Wir haben uns damit auseinandergesetzt, wie wir mit ihrer Hilfe die gewünschte Körperkonstitution erreichen und gleichzeitig unseren Gesundheitszustand verbessern können. Doch handelt es sich dabei um einen vernünftigen Ernährungsansatz, der sich wirklich für eine langfristige Umsetzung eignet? Schließlich geht es in der Ernährung um mehr als nur um sirtuinaktivierende Nährstoffe. Was ist mit all den Vitaminen, Mineralien und Ballaststoffen, die ebenfalls eine zentrale Rolle für unser Wohlergehen spielen, sowie mit all den Nahrungsmitteln, die wir essen sollten, um den Bedarf an diesen zu decken?

Interessanterweise haben wir herausgefunden, dass eine Ernährung, die zu einem Großteil aus Sirtfoods besteht, ergänzt durch proteinreiche Speisen und Omega-3-Quellen, unseren Bedarf quer durch das gesamte Spektrum essentieller Nährstoffe deckt. Und zwar besser, als jede andere Ernährungsform es vermag. Da wäre zum Beispiel der Grünkohl, der ein wichtiges Element unserer Diät ist, und zwar nicht nur, weil es sich dabei um ein hochwirksames Sirtfood handelt, sondern weil er uns darüber hinaus auch große Mengen Vitamin C,

K und Folsäure sowie die Mineralien Mangan, Kalzium und Magnesium liefert. Zusätzlich zu abwehrstärkendem Beta-Carotin versorgt er uns reichlich mit den Carotinoiden Lutein und Zeaxanthin, die beide von entscheidender Bedeutung für die Augengesundheit sind.

Gleichermaßen sind Walnüsse sowohl reich an Ballaststoffen wie auch an Mineralien, darunter Magnesium, Kupfer, Zink, Mangan, Kalzium und Eisen. Zwiebeln wiederum warten auf mit beträchtlichen Mengen Vitamin B6, Folsäure, Kalium und Ballaststoffen. Und Erdbeeren sind sagenhaft gute Quellen für Vitamin C sowie Kalium und Mangan. Die Liste ließe sich endlos so fortführen.

Sobald Sie Ihre Ernährung breiter aufstellen, Sirtfoods aus der erweiterten Liste miteinbinden und auch all jenen hochwertigen Lebensmitteln genügend Raum geben, die Sie gerne essen, werden Sie automatisch mehr Vitamine, Mineralien und Ballaststoffe zu sich nehmen als jemals zuvor. De facto handelt es sich bei Sirtfoods um eine bisher fehlende Nahrungsmittelgruppe. Sie werfen die Bewertungskriterien, nach denen wir die Wirkung von Lebensmitteln auf unsere Gesundheit messen, um.

Tatsächlich gibt es lediglich zwei Nährstoffe, die bei einer sirtfoodbasierten Ernährung möglicherweise zu kurz kommen: Selen und Vitamin D. Das ist nicht weiter überraschend, da es keine Ernährungsform gibt, die nicht mit dem Risiko einer Mangelversorgung mit diesen beiden Nährstoffen behaftet wäre. Das liegt ganz einfach daran, dass unsere Nahrungsmittel diese in nur sehr geringem Umfang enthalten. Sie sollten sich daher überlegen, Selen und Vitamin D während der Sirtuin-Diät in Form von Nahrungsergänzungsmitteln zuzuführen. Doch jetzt wollen wir Ihnen diese beiden erst einmal genauer vorstellen.

SELEN

Dieser beeindruckende Nährstoff trägt wesentlich zur Stärkung unseres Abwehrsystems und der Bekämpfung von Entzündungen bei. Daneben kommt er der Fruchtbarkeit sowie der Schilddrüsenfunktion zugute. Sein größtes Aushängeschild ist allerdings seine Schutzwirkung vor Krebs. Im Rahmen einer Studie konnte die Krebserkrankungsrate von Menschen mit bestehendem Selenmangel durch die Gabe von Selen um die Hälfte gesenkt werden.[115] Selen gelangt über die Erde in unsere Nahrung, doch leider enthalten die deutschen wie auch die meisten anderen europäischen Ackerböden nur relativ wenig davon. Während die USA diesbezüglich relativ gut abschneiden, beträgt die tägliche Zufuhr in Deutschland zum Teil weniger als die Hälfte der benötigten Dosis, mit potentiell negativen Folgen für die Gesundheit.

Da wir Selen nur in sehr geringen Mengen über die Nahrung aufnehmen, ist eine Supplementierung bei nachgewiesenem Mangel anhand eines Blutbilds durchaus gerechtfertigt. Um zu einem optimalen Spiegel, ähnlich dem in den USA, zu gelangen, sollten Frauen 50 Mikrogramm am Tag und Männer 100 Mikrogramm einnehmen.

Paranüsse werden häufig als hervorragende Selenlieferanten gepriesen. Doch Vorsicht – auch wenn uns die Vorstellung gefällt, es gäbe ein Nahrungsmittel, das das Selenproblem zu lösen vermag: Paranüsse weisen leider unerwünscht hohe Mengen des toxischen Metalls Barium auf sowie Radium, ein radioaktives Metall.[116] Zudem ist der Selengehalt hochgradig variabel (die Abweichung kann ein Tausendfaches betragen)[117], was nicht unerheblich ist, da Studien darauf hinweisen, dass der Verzehr von zu viel Selen ebenso ungünstige Folgen haben kann wie eine zu geringe Zufuhr.

In Deutschland, wie auch in den meisten anderen Ländern Europas, sollten – bei nachgewiesenem Mangel – erwachsene Frauen ihre Ernährung mit 50 Mikrogramm Selen pro Tag anreichern, bei erwachsenen Männern sind es 100 Mikrogramm. Im Zweifel halten Sie sich an die Empfehlungen Ihres Arztes. Am besten lässt sich Selen in Form von Selenhefe supplementieren. In den USA liefert die Nahrung Selen in ausreichenden Mengen, es braucht daher nicht zugeführt zu werden.

VITAMIN D

Es ist das angesagteste Vitamin der letzten Dekade. Lange schon bekannt für seine herausragende Rolle in der Knochengesundheit, trägt Vitamin D daneben laut einer Fülle von Studien wesentlich zum Schutz vor Krebs, Herzleiden, Diabetes und Autoimmunerkrankungen bei. Doch weil es sich um ein sogenanntes Sonnenscheinvitamin handelt (wir produzieren es, wenn die Sonne auf unsere Haut trifft), ist es in unserer Nahrung nur sehr begrenzt enthalten. Selbst durch den Verzehr der besten Vitamin-D-Quellen überhaupt (fetter Fisch, Eier, Leber, Fleisch und angereicherte Nahrungsmittel) werden Sie nicht in der Lage sein, Ihren Bedarf auch nur annähernd zu decken. Wir nehmen über die Nahrung normalerweise etwa zehn Prozent der benötigten Menge auf, im Gegensatz zu über 90 Prozent, die wir über die Sonneneinstrahlung erhalten. Leider haben wir in unseren Breiten nicht so oft Gelegenheit, uns dem Sonnenlicht auszusetzen. Und selbst wenn, werden wir dazu angehalten, Sonnencreme zu verwenden, die die Produktion von Vitamin D um bis zu 98 Prozent hemmt. Was also sollen wir tun?

Für die Sommermonate raten wir, sich geschützt der Sonne auszusetzen. Beispielsweise reicht eine vierminütige Exposition von einem Viertel des Körpers (Arme und Beine) aus, um den täglichen Vitamin-D-Bedarf zu decken. Wie 2010 einhellig von zahlreichen namhaften britischen Organisationen dargelegt, darunter die Britische Vereinigung für Dermatologen, Cancer Research UK sowie die Multiple Sclerosis Society, geht es nicht darum, die Sonne komplett zu meiden. Im Gegenteil: Es ist sogar gut, tagsüber für ein paar Minuten ohne Sonnenschutz in die Sonne zu gehen, und diese Zeit reicht auch aus, damit der Körper in nennenswertem Umfang Vitamin D bilden kann.

Anders sieht es in den Wintermonaten aus. In unseren Breiten sind wir zwischen Ende Oktober und Ende März nicht in der Lage, Vitamin D aus Sonnenlicht zu produzieren. In dieser Zeit müssen wir es mit Nahrungsergänzungsmitteln zuführen. Dafür empfehlen wir eine tägliche Dosis von 1000 IE.

Für Erwachsene in allen Ländern ab dem 41. Breitengrad und nördlicher (Großbritannien, Teile Mitteleuropas inklusive Deutschland, Österreich und Schweiz, Nordeuropa sowie Teile Nordamerikas) gilt: Geschütztes Sonnen im Sommer und eine tägliche Supplementierung mit 1000 IE zwischen Oktober und März decken den Vitamin-D-Bedarf.

PFLANZLICHE ERNÄHRUNG SINNVOLL ERGÄNZEN

Sirtfoods sind das absolut Beste, was uns die pflanzliche Ernährung weltweit zu bieten hat. Es überrascht daher kaum, dass Vegetarier, die naturgemäß mehr von ihnen verzehren, seltener an Krebs, Diabetes, Herzleiden oder Adipositas erkranken. Verbände, wie die angesehene American Dietic Association, unterstützen lautstark eine vegetarische Ernährungsform. Sie halten diese für gesund und ernährungsphysiologisch angemessen und verweisen auf die günstige Wirkung bei der Prävention und Behandlung bestimmter Krankheiten.[118] Pflanzliche Nahrungsmittel haben diesen Beifall durchaus verdient, und ausnahmslos jeder sollte ihnen einen gebührenden Platz in seinem Speiseplan einrichten. Als Paradebeispiele wollen wir die Tajine mit Butternut-Kürbis und Datteln (siehe Seite 254) aus Phase 2 nennen, die Vegetariern wie Fleischessern gleichermaßen Vegetarisches vom Feinsten bieten.

Geht es allerdings darum, sich ausschließlich vegan zu ernähren, verhält sich die Sache wiederum anders. So hochwertig und gesund Sirtfoods auch sein mögen, die Nährstoffversorgung kann dabei zu kurz kommen. Werden Sirtfoods nicht durch tierische Proteine ergänzt, besteht das Risiko, dass sich über einen Mangel an Selen und Vitamin D (siehe Seiten 174 bis 178) hinaus weitere Nährstoffmängel ergeben.

Wir haben bereits geschildert, wie gesund Omega-

3-Fettsäuren sind und warum sich unser Bedarf nicht durch pflanzliche Kost decken lässt. Aus diesem Grund empfehlen wir Vegetariern und Veganern, täglich ein mit DHA angereichertes Mikroalgenpräparat einzunehmen.

Vegetarier und insbesondere Veganer weisen daneben häufig auch einen Mangel an Vitamin B_{12} auf. Dieses Vitamin ist ausschließlich in tierischen Produkten (einschließlich Milchprodukten und Eiern) enthalten. Wenn Sie sich also rein pflanzlich ernähren, werden Sie früher oder später einen Mangel entwickeln. Ein solcher Mangel wiederum geht einher mit einem höheren Risiko für Herzleiden, Anämie, neurologisch degenerativen Erkrankungen, Depression und Demenz. Führen Sie also Vitamin B_{12} in Form eines Supplements zu.

Kalzium ist ein weiterer wichtiger Nährstoff, den Veganer im Auge behalten sollten, da sie eine um 30 Prozent höhere Knochenbruchrate aufweisen. Verantwortlich ist die geringe Kalziumzufuhr.[119] Es ist zwar möglich, auch im Rahmen einer pflanzlichen Ernährung genügend Kalzium zu sich zu nehmen, doch nur, wenn man bewusst bestimmte Nahrungsmittel auswählt. Zu den besonders kalziumreichen Quellen gehören grüne Gemüsesorten (wie Grünkohl, Brokkoli, Pak Choi), mit Kalzium angereicherte Getränke (Sojamilch, Mandelmilch, Reismilch), Tofu mit zugesetztem Kalzium, Nüsse und Saaten. Dennoch kann es erforderlich sein, moderate Mengen Kalzium in Form von Supplementen zuzuführen.

Inzwischen weiß man außerdem, dass Veganer noch häufiger einen Jodmangel aufweisen als Mischköstler.[120] Weil wir Jod in seiner natürlichen Form nur über den Verzehr von Fischen, Meeresfrüchten und Milch aufnehmen, stoßen Veganer hier an ihre Grenzen. Jod ist für die Produktion der Schilddrüsenhormone unverzichtbar, die wiederum eine zentrale Rolle in unserem Stoffwechsel spielen.

Hier lässt sich mit jodiertem Speisesalz, wie es bei uns in Deutschland überall erhältlich ist, Abhilfe schaffen, das mittlerweile auch von der Nahrungsmittelindustrie eingesetzt wird (so zum Beispiel in Brot und Backwaren). Sollten Veganer nicht auf jodiertes Salz zurückgreifen, ist wahrscheinlich die Einnahme eines Supplements erforderlich. Meeresalgen sind zwar eine sehr reiche Jodquelle, doch enthalten diese unter Umständen einen extrem hohen, manchmal sogar zu hohen Gehalt an Jod, was für die Schilddrüse ebenso schlecht ist wie zu wenig Jod. Man sollte sich daher nicht unbedingt auf sie verlassen.

Warum Bewegung wichtig ist

Angesichts all der Vorteile, die die sirtuinreiche Ernährung mit sich bringt, könnten Sie sich zu dem Irrglauben verleiten lassen, man brauche keinen Sport zu treiben. Zahlreiche Ernährungsratgeber blasen in dieses

Horn und betonen, wie wenig effektiv Sport im Vergleich zu einer optimalen Ernährung ist, wenn es darum geht abzunehmen. Und sie haben recht: Bewegung kann ungünstige Essgewohnheiten nicht ausgleichen. Nicht nur ist dieser Weg ineffektiv – allzu eifriges Training kann sogar schädlich sein. Es ist daher sicher nicht nötig, uns derart auf dem Laufband zu verausgaben, bis wir Sterne sehen oder die Leistung eines Profisportlers erreichen. Doch wie sieht es mit der täglichen Bewegung aus?

Tatsache ist, dass wir weit weniger körperlich aktiv sind, als wir es früher einmal waren. Das Technologiezeitalter, mit all seinen Vorteilen, hat dazu geführt, dass körperliche Aktivität nahezu komplett aus unserem täglichen Leben verschwunden ist. Sofern wir es nicht selbst wollen, gibt es für uns keinen Grund mehr, aktiv zu sein. Wir können uns mehr oder weniger direkt aus dem Bett ins Auto hieven und zur Arbeit fahren, wo wir den Lift nehmen, den ganzen Tag hinter dem Schreibtisch zubringen, mit dem Auto schließlich wieder nach Hause fahren, essen, auf der Couch fernsehen, um dann ins Bett zu fallen; und am nächsten Tag dasselbe und am übernächsten und immer so fort.

Dabei hat regelmäßige Bewegung zahllose positive Auswirkungen auf unsere Gesundheit. Sie verringert unter anderem das Risiko für Herz-Kreislauf-Erkrankungen, Schlaganfall, Bluthochdruck, Typ-2-Diabetes, Osteoporose, Adipositas und Krebs, darüber hinaus werden die Gemütslage, der Schlaf, das Selbstvertrauen und das Wohlbefinden positiv beeinflusst. Denn auch körperliche Bewegung stimuliert die Sirtuine. Trotzdem wäre es falsch, den Verzehr von Sirtfoods als Vorwand zu nehmen, keinen Sport zu treiben. Stattdessen sollten wir Bewegung als perfekte Ergänzung einer sirtfood-basierten Ernährung begreifen. Auf diese Weise erreichen wir die maximale Aktivierung unserer Sirtuine, mit allen damit verbundenen Vorteilen, so wie es von der Natur vorgesehen ist.

Am besten setzen Sie die Empfehlungen der WHO um: Sie ruft dazu auf, sich mindestens 30 Minuten an fünf Tagen pro Woche moderat zu bewegen. Hinsichtlich der Intensität entspricht dies in etwa einem flotten Spaziergang. Selbstverständlich handelt es sich dabei lediglich um ein Beispiel. Jede Art von Sport oder körperlicher Aktivität, die Ihnen Spaß macht, ist geeignet. Bewegung und Spaß müssen sich nicht gegenseitig ausschließen! Und Mannschaftssport beziehungsweise Sport mit Freunden werden durch den sozialen Aspekt noch weiter aufgewertet. Wichtig sind auch die alltäglichen Dinge, wie mit dem Fahrrad zu fahren statt mit dem Auto. Eine Station früher aus dem Bus zu steigen oder ein wenig weiter weg zu parken und ein Stück zu Fuß zu gehen. Nehmen Sie die Treppen statt den Lift. Gehen Sie nach draußen, um ein wenig zu gärtnern. Spielen Sie mit Ihren Kindern im Park oder gehen Sie häufiger mit dem Hund raus. Alles, was Sie regelmäßig und mit moderater Intensität tun, das Sie in Bewegung hält, wird die Sirtuine aktivieren und damit die positive Wirkung der Sirtuin-Diät verstärken.

Mittels körperlicher Bewegung in Kombination mit einer sirtfoodreichen Ernährung spornen Sie die Sirtuine zu Höchstleistungen an. Alles, was es braucht, um diesen Bewegungseffekt zu erzielen, sind fünf stramme Märsche à 30 Minuten pro Woche.

ZUSAMMENFASSUNG

- Während die Top-20-Sirtfoods weiterhin im Mittelpunkt Ihrer Ernährung stehen sollten, gibt es zahlreiche weitere Pflanzen mit sirtuinaktivierenden Eigenschaften, die Sie für möglichst viel Abwechslung in Ihren Speiseplan integrieren können.
- Eine sirtfoodreiche Ernährung, ergänzt durch tierische Produkte und Fisch, bietet uns alle Vorteile der Sirtuin-Aktivierung und deckt darüber hinaus auch den Bedarf an anderen wichtigen Nährstoffen.
- Wie jede Diät kann auch die Sirtuin-Diät unseren Bedarf an Selen und Vitamin D nicht decken. Ziehen Sie deshalb eine Supplementierung in Erwägung.
- Auch Veganer und Vegetarier können voll und ganz von

einer auf Sirtfoods basierenden Ernährung profitieren; sie sollten allerdings besonders auf jene Nährstoffe achten, bei denen es möglicherweise zu einer Unterversorgung kommen kann. Achten Sie auf eine Auswahl geeigneter Lebensmittel beziehungsweise die Einnahme entsprechender Nahrungsergänzungsmittel.

- Wir empfehlen allen, die der Sirtuin-Diät nachgehen, sich fünfmal pro Woche 30 Minuten lang moderat zu bewegen, um von den zahlreichen Vorteilen sportlicher Aktivität für das Wohlbefinden zu profitieren und die größtmögliche Stimulierung der Sirtuine zu erreichen.

11
Sirtfoods für alle

Während wir uns immer tiefer hineinbegeben haben in die wunderbare Welt der Sirtfoods, wurde klar, wie breit gefächert ihr Anwendungspotential ist. Natürlich unterscheiden sich Menschen grundlegend in ihren Essgewohnheiten, und es gibt viele gesundheitsbewusste Leute, die Verfechter bestimmter Ernährungsformen sind. Besonders im Fokus stehen zurzeit intermittierendes Fasten, Low-Carb, Paleo und glutenfreie Kost. Doch wie lassen sich Sirtfoods in diese Modelle integrieren?

In einem Aha-Moment wurde uns klar, dass sich die Wirkung jeder dieser Trend-Diäten durch die Integration von Sirtfoods signifikant verstärken lässt. Der Nutzen, den die Menschen durch die jeweilige Ernährungsform erzielen – ob Verbesserung des Gesundheitszustands oder Gewichtsverlust –, könnte allein durch die Ergänzung um Sirtfoods enorm erhöht werden. In dieser Hinsicht sind Sirtfoods universell: Wenn es eine Ernährungsweise gibt, die Ihnen guttut, erhöht sich die Wirkung noch, wenn Sie Sirtfoods einbinden.

Wir sind beide viel beschäftigte Mediziner und haben mit wachsender Begeisterung immer intensiver daran gearbeitet, die Ernährung unserer Patienten mit Sirtfoods anzureichern, unabhängig von deren Essgewohnheiten. Wir haben festgestellt: Sirtfoods sind nicht nur mit allen anderen Ernährungsansätzen kompatibel, sie können deren Wirkung sogar steigern. Im Grunde sollten sie wesentlicher Bestandteil jeder populären Diät sein. Wenn Sie das übersehen, lassen Sie sich tatsächlich eine richtig tolle Chance entgehen.

Intermittierendes Fasten: 5 : 2-Diät

Intermittierendes Fasten, auch Intervallfasten genannt, ist in den letzten Jahren zu einem Massenphänomen im Bereich der Ernährung geworden, wie es der Riesenerfolg der 5 : 2-Diät zeigt. Dieser Ansatz umfasst für gewöhnlich zwei Tage pro Woche, an denen die Kalorienzufuhr auf 500 bis 600 begrenzt ist, während an den restlichen fünf Tagen nach Belieben gegessen werden darf.

Obgleich es noch kaum solide Forschungsergebnisse zu den Vorteilen des intermittierenden Fastens gibt, wird davon ausgegangen, dass diese Diätform den Gewichtsverlust begünstigt und sich überdies positiv auf die Risikofaktoren verschiedener Krankheiten auswirkt. Wie wir jedoch gesehen haben, ist sie für einen Großteil der Bevölkerung ungeeignet, weil sie mit einem wenig wünschenswerten Abbau von Muskelmasse einhergeht und sie darüber hinaus nur dann zum Erfolg führt, wenn man sie langfristig einhält. Und da haben wir auch schon den Haken am intermittierenden Fasten sowie einen unserer Gründe, warum wir davon nicht übermäßig begeistert sind. Nach unserer klinischen Erfahrung schaffen es die wenigsten Menschen, sich längerfristig an eine intermittierende Fastenkur zu halten. Hunger ist eine unangenehme Empfindung, die ständig an einem nagt. Kein Wunder also, dass wir es nicht mögen, uns derart häufig dem Hungern auszusetzen.

Obwohl sich intermittierendes Fasten nicht als das erhoffte Allheilmittel erwiesen hat, erfreut es sich dennoch – aus welchen Gründen auch immer – großer Beliebtheit, und es gibt so manchen Anhänger, der auf seine Wirkung schwört. Selbstverständlich respektieren wir das. Doch was spricht dagegen, der Diät durch »Sirtifizierung« ein deutliches Upgrade zu verpassen?

Wenn Sie Sirtfoods in die Ernährung integrieren, können Sie sich alle Vorteile zunutze machen und unerwünschten Begleiterscheinungen des Fastens ein Schnippchen schlagen – Sie werden schneller satt und erhalten sich Ihre Muskelmasse. Sicherlich erinnern Sie sich, dass sich die positiven Effekte des Fastens durch die Aktivierung unserer Sirtuine erklären lassen, was genau dem Wirkmechanismus der Sirtfoods entspricht. Wenn Sie sich nun also besonders sirtfoodhaltig ernähren, so nehmen Ihnen diese Sirtfoods einen Teil der »Last« ab, sodass Sie die Kalorienzufuhr leicht auf ein erträglicheres Maß anheben können.

Das entspricht genau der Erkenntnis, die wir im Rahmen unserer klinischen Praxis gemacht haben. Allein die Ergänzung des sonst beim Intervallfasten üblichen Menüs um sirtfoodreiche grüne Säfte (wie Sie sie auch in diesem Buch finden) ermöglichte es den Patienten, das unbarmherzige Limit von 500 bis 600 Kalorien pro Tag auf erträglichere 800 bis 1000 Kalorien anzuheben, während sie sich darüber hinaus vorschriftsmäßig an die Regeln dieser Diätform hielten.

Es gibt aber noch einen weiteren Grund, warum man während des intermittierenden Fastens unbedingt zu Sirtfoods greifen sollte: Im Rahmen dieser Diätform wird, wenn überhaupt, wenig Gewicht auf die *Qualität* der Ernährung gelegt; einzig das Kaloriendefizit an den Fastentagen steht im Vordergrund. Ob das, was man isst, gut, schlecht oder geradezu schauderhaft ist, ist anscheinend völlig unwichtig. Dabei wissen wir doch, dass der Körper kontinuierlich mit essentiellen Nährstoffen versorgt werden muss, um optimal in Form zu bleiben. Können wir wirklich erwarten, ungestraft davonzukommen, wenn wir dem Körper elementare Nährstoffe vorenthalten, weil wir nach Lust und Laune wie auch immer geartete Fertigprodukte, die praktisch keinen Nährwert mehr haben, verzehren, nur weil wir zwei Tage pro Woche fasten? Und dann auch noch glauben, auf diese Weise unser Risiko für chronische Krankheiten wie Alzheimer oder Herzleiden zu senken?

Wie wäre es andererseits, wenn Sie auch an Tagen, an denen Sie nicht fasten, vermehrt zu Sirtfoods greifen? Sie würden so nicht mehr nur an zwei Tagen pro Woche vermehrt Fett verbrennen und den Gesundheitszustand verbessern, sondern an sieben. Wir betrachten eine solche Weiterentwicklung des intermittierenden Fastens als eine Art Selbstläufer, als Äquivalent zum Austausch von Schwarz-Weiß-Fernsehern durch HD-Geräte.

Low-Carb-Ernährung

Seitdem Atkins als Vater der kohlenhydratreduzierten Ernährung allgemeine Berühmtheit erlangt hat, sind Low-Carb-Diäten aus der Landkarte der Diäten nicht mehr wegzudenken. Verschiedenste Neuauflagen wie zum Beispiel die Dukan-Diät haben die Low-Carb-Bewegung immer wieder befeuert. Allein von dieser wurden inzwischen zig Millionen Ratgeber verkauft. Obwohl kohlenhydratarme Diäten durchaus extrem sein können, insbesondere in der sogenannten »Angriffsphase« zu Beginn, spiegelt das breite Interesse daran einen Meinungsumschwung hin zu einer Anti-Zucker- und sogar Anti-Kohlenhydrat-Haltung wider. In zunehmendem Maße verlassen die Menschen das sinkende

Schiff der Fettreduktion und wechseln in das Lager der Kohlenhydratgegner über.

Zu den Pluspunkten der Sirtuin-Diät gehört, dass sie sich nicht in diesen territorialen Konflikt einmischt. Sie ist eine Diät der Inklusion und hat es daher nicht nötig, sich für eine Seite zu entscheiden oder eine komplette Nahrungsmittelgruppe vom Speiseplan zu streichen, um das Traumgewicht zu erreichen. Dennoch respektieren wir, dass es zahlreiche Menschen mit einer Vorliebe für kohlenhydratarme Ernährung gibt. Wie lassen sich nun die Sirtfoods damit in Einklang bringen?

Wenn Sie überzeugter Anhänger von Low Carb sind, möchten wir Ihnen ans Herz legen, nicht mit Sirtfoods zu knausern, sondern sie mit offenen Armen zu begrüßen. Einer der größten Fallstricke von kohlenhydratarmen Diäten, dem wir in unserem klinischen Alltag immer wieder begegnen, ist, dass sie im Allgemeinen zu wenige pflanzliche Nahrungsmittel enthalten. Bei den Mahlzeiten steht der Fleischanteil (und dabei oftmals verarbeitetes Fleisch) häufig allzu sehr im Vordergrund. Fisch, Eier, Käse und andere Milchprodukte sowie pflanzliche Lebensmittel befinden sich in der Hackordnung unter ferner liefen. Doch solange der Gehalt an Kohlenhydraten niedrig ist, ist alles wunderbar... So wird es uns zumindest vermittelt.

Allerdings widerspricht diese Vernachlässigung pflanzlicher Kost so ziemlich allem, was wir über Ernährung und Gesundheit wissen. Eine Ernährungsform, die einer breiten Palette gesundheitsfördernder Substanzen beraubt ist, wie sie in pflanzlichen Lebensmitteln stecken, wird wenig ausrichten können, um eine Flut chronischer Erkrankungen wie Demenz, Herzleiden oder Krebs abzuwenden. Dabei ist es problemlos möglich, eine Vielzahl von Sirtfoods in die kohlenhydratarme Ernährung einzubinden. Ein kurzer Blick auf die Liste der Top-20-Sirtfoods genügt, und Sie werden erkennen, dass die allermeisten von ihnen tatsächlich äußerst kohlenhydratarm sind. Wir reden hier von kohlehydratarmen Gemüsesorten (Sellerie, Chicorée, Grünkohl, Rucola, Zwiebeln), Küchenkräutern (Liebstöckel, Petersilie), Gewürzen (Bird Eye Chilis, Kurkuma), Kapern, Walnüssen, Kakao, Olivenöl extra vergine und, um nicht die Getränke zu vergessen, Kaffee und grünem Tee. In Bezug auf Obst, häufige Zielscheibe von Kritik in Low-Carb-Diäten, schlagen sogar Erdbeeren bei einer großzügigen Portion von 100 Gramm lediglich mit einem Teelöffel Kohlehydrate zu Buche.

Unser persönliches Fazit lautet: Eine Low-Carb-Diät sollte niemals eine Low-Sirtuin-Diät sein. Die Integration von Sirtfoods verstärkt nicht nur die Vorzüge der Low-Carb-Diät beim Abnehmen – auch das gesundheitliche Potential erfährt eine drastische Steigerung.

Paleo-Diät

Im Kern beruht die Paleo-Diät auf der Annahme, dass wir Lebensmittel zu uns nehmen sollten, die vermutlich auch schon unsere Vorfahren gegessen haben, noch vor Aufkommen der modernen Landwirtschaft und erst recht der industriellen Verarbeitung von Speisen. Es handelt sich im Wesentlichen also um eine Ernährung nach Art der Jäger und Sammler beziehungsweise der Höhlenmenschen. Sie besteht aus Fleisch, Fisch, Meeresfrüchten, Gemüse, Obst und Nüssen, während Milch- und Getreideprodukte, Zucker und alle verarbeiteten Nahrungsmittel nicht mit dem Primat der Wildheit zu vereinbaren sind.

An alle Anhänger der Paleo-Ernährung sei die Frage gerichtet: Was könnte mehr paleo sein als der Verzehr pflanzlicher Nahrungsmittel, die sich koevolutionär mit unseren uralten sirtuinen Enzymen entwickelt haben? Sie erinnern sich sicherlich daran, dass sowohl Pflanzen wie auch Tiere Bewältigungsstrategien entwickelt haben, um sich gegen die üblichen Belastungen der Umwelt zur Wehr zu setzen, wie Dehydrierung, Sonneneinstrahlung, Nährstoffmangel und Angriffe durch Aggressoren. Pflanzen haben dazu eine Reihe komplexer Polyphenole hervorgebracht. Seit Jahrtausenden haben wir Menschen diese Polyphenole mit der Nahrung zu uns genommen, uns also auf diese komplizierten, pflanzlichen Stressreaktionssignale gestützt und in großem Umfang von deren vorteilhafter Wirkung profitiert, die vor allem auf der sirtuinaktivierenden Eigenschaft beruht.

Was könnte dem Paleogedanken also mehr entsprechen als der Verzehr dieser sirtuinstimulierenden pflanzlichen Substanzen, mit denen bereits unsere jagenden und sammelnden Vorfahren recht gut gelebt haben? Man kann sagen, wir haben mit den Sirtfoods das fehlende Puzzleteil der Paleo-Philosophie gefunden.

Glutenfreie Diät

Für alle, die auf Gluten verzichten müssen, wartet die Sirtuin-Diät mit einem großen Vorteil auf: Sämtliche Top-20-Sirtfoods sind von Natur aus glutenfrei. Bei Gluten handelt es sich um Proteine, wie sie unter anderem in Weizen, Roggen und Gerste vorkommen. Mitunter reagieren Menschen mit Glutenintoleranz auch auf Hafer (aufgrund von Kreuzkontaminationen). Jemand, der an der Autoimmunerkrankung Zöliakie leidet (in Europa einschließlich Großbritannien ist davon etwa ein Prozent der Bevölkerung betroffen), zeigt eine Überreaktion auf Gluten und muss auf glutenhaltige Speisen jeder Art verzichten. Neben dieser gravierenden Form gibt es außerdem eine wachsende Anzahl von Menschen, die sich probehalber glutenfrei ernähren und dabei häufig merken, dass es ihnen damit besser geht.

Ernährt sich jemand glutenfrei und verzichtet demnach auf eine Reihe von Grundnahrungsmitteln wie Brot, Nudeln und unzählige weitere Lebensmittel, die aus glutenhaltigem Getreide hergestellt werden, so besteht das Risiko, dass es zu einer Mangelernährung kommt, weil nicht mehr genügend Nähr- und Ballaststoffe aufgenommen werden, um gesund zu bleiben. Das Schöne an der Sirtuin-Diät ist, dass Buchweizen zu den absoluten Top-Sirtfoods gehört. Dieses von Natur aus glutenfreie und äußerst nährstoffreiche »Pseudo«-Getreide kann, vielseitig wie Buchweizen ist, glutenhaltige Getreidesorten ersetzen, sei es in Form von Mehl, Teigwaren, Flocken oder Nudeln (lesen Sie sich ganz genau die Zutatenliste durch, um sicherzugehen, dass sie zu 100 Prozent aus Buchweizen bestehen).

Natürlich sind die besten Diäten solche, die von Vielfalt und Abwechslung geprägt sind statt von Wiederholung und Monotonie. Wie wir wissen, ist Quinoa, eine weitere »Pseudo«-Getreideart, nicht nur glutenfrei, es verfügt darüber hinaus auch über bemerkenswerte Mengen sirtuinaktivierender Nährstoffe und ist somit die perfekte Alternative zu Buchweizen. Quinoa ist in Bioläden und Reformhäusern sowie über das Internet zunehmend auch in Form von Mehl, Flocken und Nudeln erhältlich. Damit lassen sich herkömmliche Getreidesorten nicht nur unkompliziert ersetzen, sondern

Quinoa und Buchweizen bereichern als Grundnahrungsmittel jede ansonsten durchschnittliche Ernährung mit ihren Sirtfoodvorzügen.

An dieser Stelle dürfen ein paar kritische Worte zu der schieren Masse an glutenfreiem »Junk Food«, das mittlerweile die Regale der Supermärkte füllt, nicht fehlen. Die Rede ist von stark verarbeiteten, raffinierten, zuckerhaltigen, glutenfreien Alternativen zu Kuchen, Keksen, Gebäck, Frühstückscerealien und so weiter. Sie haben sich zu einem kompletten Industriezweig gemausert, doch bitte verfallen Sie nicht dem Irrglauben, ein glutenfreies Produkt sei zwangsläufig gesund. Beim Großteil dieser Lebensmittel handelt es sich um nichts anderes als leere Kohlenhydrate, die sich in dieser Hinsicht nicht von den glutenhaltigen Pendants unterscheiden. Sollten Sie sich glutenfrei ernähren, greifen Sie bitte auf reichlich natürliche, glutenfreie Sirtfoods zurück.

ZUSAMMENFASSUNG

- Sirtfoods sind nicht nur mit allen Ernährungsansätzen kompatibel, sie verstärken zudem deutlich deren positive Wirkung.
- Mit einer sirtfoodreichen Kost kann die Kalorienrestriktion beim intermittierenden Fasten etwas gelockert werden, während die positiven Auswirkungen dennoch gleich, wenn nicht sogar noch intensiver ausfallen.

- Kohlenhydratarme Diäten mit einem zu geringen Anteil pflanzlicher Lebensmittel können durch die Inklusion von Sirtfoods drastisch aufgewertet werden.
- Sirtfoods sind archetypische Paleo-Lebensmittel. Sie enthalten sirtuinstimulierende Polyphenole, die der Mensch seit Jahrtausenden verzehrt und von deren vorteilhafter Wirkung er im Laufe seiner Entwicklung profitiert hat.
- Die Top-20-Sirtfoods sind naturgemäß glutenfrei, was sie zu einem Segen für all jene macht, die sich glutenfrei ernähren (müssen).

12

Fragen und Antworten

SOLLTE ICH WÄHREND PHASE 1 SPORT TREIBEN?

Regelmäßig Sport zu treiben gehört mit zum Besten, was Sie für Ihre Gesundheit tun können. Zudem wirkt sich moderates Training positiv auf den Gewichtsverlust und die gesundheitlichen Vorteile von Phase 1 aus. In der Regel empfehlen wir, das gewohnte Trainings- und körperliche Aktivitätsniveau während der ersten sieben Tage der Sirtuin-Diät beizubehalten. Allerdings sollten Sie dabei nicht über Ihre persönliche Komfortzone hinausgehen, da der Körper in dieser Periode durch langwieriges oder zu intensives Training einfach zu viel Stress erfährt. Hören Sie auf Ihren Körper. Es ist nicht nötig, sich in Phase 1 zu sportlichen Höchstleistungen anzuhalten. Lassen Sie sich die harte Arbeit stattdessen lieber von den Sirtfoods abnehmen.

ICH BIN BEREITS SCHLANK – EIGNET SICH DIESE DIÄT TROTZDEM FÜR MICH?

Wir raten Menschen mit Untergewicht von Phase 1 der Sirtuin-Diät ab. Wenn Sie herausfinden möchten, ob Sie untergewichtig sind, bestimmen Sie Ihren Body-Mass-Index oder BMI. Mit Körpergröße und Gewicht können Sie diesen ganz leicht mithilfe eines der unzähligen BMI-Rechner im Internet herausfinden. Liegt er bei 18,5 oder darunter, so empfehlen wir Ihnen, nicht mit Phase 1 der Diät zu beginnen. Liegt der BMI zwischen 18,5 und 20, raten wir immer noch zur Vorsicht, da es mit Phase 1 dazu kommen kann, dass Ihr BMI auf unter 18,5 sinkt. Obwohl viele Menschen danach streben, spindeldürr zu werden, kann sich Untergewicht negativ auf zahlreiche Aspekte der Gesundheit auswirken, etwa in Form eines geschwächten Immunsystems, erhöhten Osteoporoserisikos (Knochenschwund) oder von Fruchtbarkeitsproblemen. Auch wenn wir Ihnen von Phase 1 der Diät abraten, falls Sie untergewichtig sind, möchten wir Ihnen dringend ans Herz legen, möglichst viele Sirtfoods im Rahmen einer ausgewogenen Ernährung zu verzehren, um so in den Genuss der gesundheitsfördernden Effekte zu kommen.

Sind Sie dagegen schlank mit einem BMI, der im gesunden Bereich zwischen 20 und 25 liegt, können Sie mit der Diät loslegen. Die meisten Teilnehmer des Pilotversuchs hatten einen BMI im Normalbereich. Sie verloren dabei dennoch beeindruckend an Gewicht und nahmen an Muskelmasse zu. Wichtig ist jedoch, dass viele Probanden von einer Erhöhung des Energielevels, der Vitalität und einem verbesserten Aussehen berichteten. Bedenken Sie, dass es bei der Sirtuin-Diät gleichermaßen um das Abnehmen wie um die Verbesserung des Gesundheitszustands geht.

ICH BIN ADIPÖS – EIGNET SICH DIE SIRTUIN-DIÄT FÜR MICH?

Ja! Lassen Sie sich nicht von der Tatsache abschrecken, dass lediglich eine kleine Minderheit unserer Probanden adipös war. Das ist einzig dem Umstand geschuldet, dass die Pilotstudie in einem Gesundheits- und Fitnessclub durchgeführt wurde, wo die Menschen im Allgemeinen fitter und gesundheitsbewusster sind. Lassen Sie sich stattdessen davon anspornen, dass die wenigen adipösen Probanden deutlich besser abschnitten als die normalgewichtigen. Mit Blick auf die Forschung zur Sirtuin-Stimulierung sollten Sie außerdem erst recht versuchen, von einer deutlichen Verbesserung Ihres Wohlbefindens zu profitieren. Adipositas steht im Zusammenhang mit dem erhöhten Risiko für zahlreiche chronische Krankheiten, und zwar genau die Krankheiten, vor denen Sirtfoods Sie schützen.

ICH HABE MEIN WUNSCHGEWICHT ERREICHT UND MÖCHTE NICHT MEHR WEITER ABNEHMEN – SOLL ICH AUFHÖREN, SIRTFOODS ZU ESSEN?

Zunächst herzlichen Glückwunsch! Sirtfoods waren für Sie ein voller Erfolg – und er hält immer noch an! Obwohl wir nicht empfehlen, weiterhin die Kalorienzufuhr zu drosseln, sollte Ihre Ernährung dennoch in ausreichenden Mengen Sirtfoods enthalten. Viele unserer Patienten haben inzwischen ihre angestrebte Körperzusammensetzung erreicht, essen jedoch weiterhin sirtfoodreich. Das Großartige an den Sirtfoods ist, dass man ihnen ein Leben lang treu bleiben kann. Mit ihnen können Sie dem Körper zu optimalem Gewicht und ebensolcher Konstitution verhelfen. Ist das erreicht, tragen die Sirtfoods dazu bei, dass Sie weiterhin großartig aussehen und sich auch so fühlen. Und das ist es letztendlich, was wir uns für alle Anwender der Sirtuin-Diät wünschen.

ICH HABE PHASE 2 BEENDET – SOLL ICH AB JETZT KEINEN ALLMORGENDLICHEN GRÜNEN SIRTFOOD-SAFT MEHR TRINKEN?

Der grüne Saft ist die von uns bevorzugte Form, mit einem fantastischen Schub an Sirtfoods in den Tag zu starten. Wir raten allen, den Saft auch in Zukunft zu trinken. Unser grüner Sirtfoodsaft wurde sehr sorgfältig aus Zutaten zusammengestellt, die das volle Spektrum sirtuinaktivierender Nährstoffe enthalten, und das in einer Dosis, die effektiv die Fettverbrennung ankurbelt und das Wohlbefinden steigert. Doch wir alle streben nach Vielfalt, und auch, wenn wir Ihnen ans Herz legen, weiterhin allmorgendlich einen Saft zu trinken, unterstützen wir jeden, der mit verschiedenen Sirtfood-Mixturen experimentieren möchte.

ICH NEHME MEDIKAMENTE EIN – IST ES FÜR MICH RATSAM, DIESE DIÄT ZU BEFOLGEN?

Die Sirtuin-Diät eignet sich nahezu für alle Menschen, doch aufgrund ihres starken Effekts auf die Fettverbrennung und die Gesundheit kann sie bestimmte Krankheitsprozesse und die Wirkung von ärztlich verschriebenen Medikamenten verändern. Ebenso eignen sich manche Arzneimittel nicht für die Einnahme auf nüchternen Magen.

Während der Studie zur Sirtuin-Diät haben wir jeden Teilnehmer vorab hinsichtlich seiner Eignung für die Diät untersucht, insbesondere jene, die Medikamente einnahmen.

Logischerweise können wir das für Sie leider nicht erledigen. Falls Sie also an bestimmten gesundheitlichen Problemen leiden, medikamentös behandelt werden oder es anderweitige Gründe gibt, weshalb es unter Umständen problematisch sein könnte, mit der Diät zu beginnen, empfehlen wir Ihnen, zunächst ärztlichen Rat einzuholen. Wahrscheinlich spricht letztlich nichts dagegen, und die Diät wird sich vielleicht sogar als äußerst vorteilhaft für Sie erweisen. Doch es ist wichtig, dies mit Ihrem Arzt abzuklären.

KANN ICH DIE DIÄT BEFOLGEN, WENN ICH SCHWANGER BIN?

Wir empfehlen, nicht mit der Diät zu beginnen, wenn Sie schwanger werden wollen, es bereits sind oder gerade stillen. Die Diät ist mit beträchtlichem Gewichtsverlust verbunden und eignet sich daher nicht für diese Fälle. Das muss Sie allerdings nicht davon abhalten, große Mengen Sirtfoods zu sich zu nehmen. Schließlich handelt es sich dabei um außergewöhnlich gesunde Lebensmittel, die in einer ausgewogenen und abwechslungsreichen Ernährung Schwangerer nicht fehlen sollten. Verzichten Sie aber bitte wegen des Alkoholgehalts auf Rotwein. Und schränken Sie den Verzehr koffeinhaltiger Produkte wie Kaffee, Grüntee und Kakao am besten ein, da die Deutsche Gesellschaft für Ernährung (DGE) derzeit dazu rät, dass der Koffeinkonsum in der Schwangerschaft 300 Milligramm pro Tag (das sind in etwa drei Tassen Kaffee oder Grüntee) nicht übersteigen sollte. Gänzlich verzichten sollten Sie in dieser Zeit auf Matcha. Darüber hinaus können Sie nach Herzenslust Sirtfoods in Ihre Ernährung integrieren und sich deren vorteilhafte Wirkung zunutze machen.

EIGNEN SICH SIRTFOODS AUCH FÜR KINDER?

Die Sirtuin-Diät bewirkt einen erheblichen Gewichtsverlust und ist nicht für Kinder konzipiert. Das bedeutet allerdings nicht, dass Kinder darauf verzichten sollten, mehr Sirtfoods zu essen. Die überwiegende Mehrzahl der Sirtfoods ist gerade für Kinder besonders gesund und verhilft ihnen zu einer ausgewogenen und nährstoffreichen Ernährung. Viele der für Phase 2 kreierten Rezepte wurden sogar im Hinblick auf Familien und die geschmacklichen Vorlieben von Kindern entwickelt, wie die Sirtfood-Pizza (Seite 272), das Sirt-Chili-con-Carne (Seite 262) oder die Sirtfood-Pralinen (Seite 277). Sie alle bieten einen deutlich höheren Nährwert als das herkömmliche Speisenangebot für Kinder.

Während die meisten Sirtfoods von Kindern problemlos gegessen werden können und für sie noch dazu sehr gesund sind, gilt dies nicht für den grünen Saft. Dieser enthält einen zu hohen Gehalt an fettverbrennenden Sirtfoods. Wir raten außerdem vom Verzehr signifikanter Mengen Koffein, wie sie in Kaffee oder Grüntee zu finden sind, ab. Sie sollten außerdem vorsichtig bei der Dosierung der Chilis sein und die Speisen für die Kinder am besten etwas milder würzen.

WERDE ICH IN PHASE 1 KOPFSCHMERZEN BEKOMMEN ODER VON MÜDIGKEIT GEPLAGT SEIN?

Phase 1 der Sirtuin-Diät liefert uns hochwirksame, natürlich vorkommende Nährstoffzusammensetzungen, und das in Mengen, wie sie die meisten Menschen nicht mit ihrer normalen Ernährungsweise aufnehmen würden. Bei manchen löst diese drastische Ernährungsumstellung während ihrer Adaption unter Umständen bestimmte Reaktionen aus. Das kann Symptome umfassen wie milde Kopfschmerzen oder Müdigkeit, obwohl diese Auswirkungen unserer Erfahrung nach eher schwach und von kurzer Dauer sind.

Sollten die Symptome jedoch schwerwiegender sein oder Anlass zur Sorge geben, empfehlen wir Ihnen, umgehend ärztlichen Rat einzuholen. Unserer Erfahrung nach kam es bisher nie zu Gravierenderem als gelegentlichen milden Symptomen, die sich schnell wieder gelegt haben; und die meisten Menschen stellen innerhalb weniger Tage fest, dass sie sich energiegeladener, vitaler und insgesamt besser fühlen.

SOLLTE ICH NAHRUNGSERGÄNZUNGSMITTEL EINNEHMEN?

Sofern der Arzt oder Heilpraktiker Ihnen diese nicht ausdrücklich verordnet hat, raten wir davon ab, auf eigene Faust Nahrungsergänzungsmittel einzunehmen.

Sie werden durch die Sirtfoods eine breite Palette natürlicher Pflanzenwirkstoffe zu sich nehmen, die Ihnen guttun. Diese vorteilhafte Wirkung können Sie nicht durch Nahrungsergänzungsmittel nachahmen, und manche Supplemente, vor allem wenn sie hochdosiert eingenommen werden, können sich sogar störend auf den Nutzen der Sirtfoods auswirken.

Doch gibt es überhaupt Nährstoffe, die in unserer Diät zu kurz kommen und die gegebenenfalls aufgestockt werden müssen? Vitamine und Mineralien sollten unserer Meinung nach, wann immer möglich, durch eine ausgewogene, sirtfoodreiche Ernährung aufgenommen werden – anstatt sie in Tablettenform zu schlucken. Es ist allerdings ziemlich schwierig, jeden einzelnen Nährstoff in optimaler Menge zu verzehren, so sehr man es auch versucht. Dabei gibt es vor allem zwei, deren Bedarf Sie aller Wahrscheinlichkeit nicht decken werden, wie wir bereits besprochen haben: Vitamin D (in den Wintermonaten) und Selen. Unsere konkreten Empfehlungen finden Sie auf den Seiten 174 bis 178. Für Veganer haben wir unsere Empfehlungen auf den Seiten 179 bis 181 zusammengestellt.

WIE OFT KANN ICH DIE PHASEN 1 UND 2 WIEDERHOLEN?

Sie können Phase 1 immer dann wiederholen, wenn Sie das Gefühl haben, Sie müssten abnehmen oder etwas für

Ihre Gesundheit tun. Unserer Meinung nach brauchen die meisten Menschen sie nicht häufiger als höchstens alle drei Monate zu wiederholen. Stattdessen empfehlen wir Ihnen, falls Sie Ihrer Wahrnehmung nach vom Pfad der Tugend abgekommen sind, eine gewisse Feinabstimmung benötigen oder aber eine höhere Konzentration an Sirtfoods möchten, Phase 2 ganz oder teilweise erneut zu durchlaufen. Schließlich zielt Phase 2 darauf ab, eine lebenslange Ernährungsweise zu etablieren. Denn einer der großen Pluspunkte der Sirtuin-Diät besteht ja gerade darin, dass Sie sich dabei nicht so fühlen, als wären Sie ständig auf »Diät«; vielmehr bietet sie Ihnen den Ausgangspunkt, um lebenslang positive Essgewohnheiten zu etablieren, die Ihnen zu einem leichteren, schlankeren und gesünderen Selbst verhelfen.

ICH HABE VON SUPERFOODS GELESEN – SOLLTE ICH DIESE AUCH IN MEINE ESSGEWOHNHEITEN EINBEZIEHEN?

Zunächst sollten Sie wissen, dass es sich bei dem Begriff »Superfood« keineswegs um einen wissenschaftlichen Terminus handelt, sondern um eine Marketingformel. Sie brauchen sich nicht mit den sogenannten Superfoods auseinanderzusetzen, da die Sirtuin-Diät die gesündesten Nahrungsmittel weltweit zu einer revolutionären, neuen Form der Ernährung zusammenfasst. Ebenso wie man sich, um gesund zu werden, nicht komplett auf die Einnahme simpler Vitaminpillen verlassen kann, ist es auch falsch zu glauben, dieses Ziel könne mit einem einzelnen »Superfood« erreicht werden. Wenn Ihre Ernährung aus einer breiten Palette an Sirtfoods besteht, haben Sie ein umfangreiches Spektrum natürlicher Substanzen, die auch noch synergetisch wirken. Das ist das eigentliche Geheimnis für erfolgreiche Gewichtsabnahme und lebenslange Gesundheit.

MUSS ICH PHASE 1 SIEBEN TAGE LANG DURCHHALTEN – KANN ICH SIE AUCH FRÜHER BEENDEN?

Dass diese Phase sieben Tage dauert, hat natürlich absolut nichts mit Magie zu tun. Wir haben uns lediglich im Rahmen unserer Studie dafür entschieden. Dieser Zeitraum erlaubt es, beeindruckende Ergebnisse zu erzielen, ist dabei jedoch noch nicht so lang, dass das Ganze mühselig werden könnte. Überdies lässt er sich wunderbar in den Alltag integrieren. Sieben Tage wurden in der Studie erprobt und haben sich als effektiv erwiesen. Wenn Sie diese Phase allerdings, aus welchen Gründen auch immer, um ein bis zwei Tage verkürzen müssen, ist das auch kein großes Problem. Keine Sorge, Sie werden auch mit einer Dauer von nur fünf bis sechs Tagen immer noch den Löwenanteil der vorteilhaften Wirkung davontragen.

KANN ICH ESSEN, WAS ICH WILL, WENN ICH MICH SIRTFOODREICH ERNÄHRE, UND TROTZDEM VON DER POSITIVEN WIRKUNG PROFITIEREN?

Die Sirtuin-Diät funktioniert auf lange Sicht unter anderem deshalb so gut, weil sie den Verzehr hochwertiger Nahrungsmittel propagiert, anstatt »schlechte« zu dämonisieren. Wenn man bestimmte Dinge nicht essen darf, lässt sich das langfristig nur schwer durchhalten. Es stimmt, dass verarbeitete Lebensmittel mit einem hohen Gehalt an Zucker und Fett die Aktivität der Sirtuine hemmen und dass der Verzehr größerer Mengen die gesundheitsfördernde Wirkung der Sirtfoods negativ beeinträchtigt. Wenn Sie jedoch darauf achten, dass Ihre Ernährung zu einem beträchtlichen Anteil aus Sirtfoods besteht, werden Sie schnell angenehm satt sein, sodass Sie der Heißhunger auf diese verarbeiteten Lebensmittel gar nicht erst überkommt. In der Folge werden Sie ganz automatisch deutlich weniger Junkfood als der Durchschnittsbürger konsumieren. Wenn Sie sich hin und wieder doch einen solchen Snack genehmigen, ist das auch nicht weiter schlimm. Die hochwirksamen Sirtfoods sorgen in der restlichen Zeit dafür, dass Sie trotzdem noch von den positiven Auswirkungen profitieren.

KANN ICH SO VIELE SIRTFOODS ESSEN, WIE ICH WILL, SELBST HOCHKALORISCHE, UND DABEI TROTZDEM ABNEHMEN?

Ja! Sie dürfen nicht vergessen, bei Kalorien und dem Zählen derselben handelt es sich um moderne »Errungenschaften«. Quer durch alle Kulturen haben unzählige Generationen bereits von Sirtfoods profitiert, als dieses Konzept so noch gar nicht existiert hat und es schlicht und ergreifend keinen Bedarf dafür gab. Die Menschen haben nach ihren persönlichen Bedürfnissen gegessen, blieben schlank und von Krankheiten verschont.

Weil die Sirtfoods Stoffwechsel und Appetit regeln, brauchen Sie sich keine Gedanken zu machen, möglicherweise zu viele davon zu essen. Obwohl dies keine Aufforderung zu einer »All-You-Can-Eat«-Haltung sein soll, können Sie bedenkenlos so viele Sirtfoods essen, wie Sie möchten, um den natürlichen Appetit zu befriedigen. Mit einer einzigen Ausnahme: Medjool-Datteln. Ihr Beispiel zeigt, dass stark zuckerhaltige Lebensmittel nicht schlecht sein müssen, wenn sie in ihrer natürlichen Form und in Maßen genossen werden. Doch genau auf das Maßhalten kommt es hier an, damit Datteln ein harmloser und gesunder Leckerbissen bleiben. Bei Rotwein brauchen wir wohl nicht extra darauf hinzuweisen, dass er nur in solchen Mengen getrunken werden soll, wie sie die WHO empfiehlt. Das sind bei Frauen etwa 0,2 Liter Rotwein pro Tag und bei Männern 0,3 Liter.

IST BIO BESSER?

In einer perfekten Welt würden wir Sie dazu auffordern, sich wann immer möglich für Bio-Obst und -Gemüse zu entscheiden. Zwar unterscheiden sich biologisch und konventionell angebaute Produkte kaum hinsichtlich ihres Mineralien- und Vitamingehalts, wie diverse Studien zeigen, doch wie sieht es mit den sirtuinaktivierenden Nährstoffen aus?

Es ist durchaus wahrscheinlich, dass Bioprodukte mehr davon bieten. Bedenken Sie, dass die sirtuinstimulierenden Polyphenole, wie sie in pflanzlichen Lebensmitteln enthalten sind, als Reaktion auf Belastungen durch die Umwelt gebildet werden und dass Biogemüse, ohne den Einsatz von Pestiziden, einen härteren Kampf auszufechten hat, um all die Aggressoren aus der Umwelt abzuwehren. Das hat zur Folge, dass sie in umfangreicherem Maße Polyphenole produzieren, was wiederum bedeutet, dass biologisch angebautes Obst und Gemüse wirkungsvollere Sirtfoods sind als ihre konventionell angebauten Pendants. Obwohl wir Ihnen Bioprodukte ans Herz legen, werden Sie auch dann großartige Ergebnisse mit der Sirtuin-Diät erzielen, wenn Sie sich für Konventionelles entscheiden. Bio verpasst dem Ganzen sozusagen lediglich das Sahnehäubchen.

13

Rezepte

Hier ein paar wichtige Hinweise zu den Rezepten:

- Bird Eye Chilis (manchmal auch »Thai Chilis« genannt) gehören zu den Top-20-Sirtfoods und tauchen immer wieder als Zutat in unseren Rezepten auf. Falls Sie diese noch nie probiert haben – sie sind deutlich schärfer als normale Chilis. Wenn Sie nicht an scharfes Essen gewöhnt sind, empfehlen wir, zunächst mit der Hälfte der im Rezept angegebenen Chilimenge zu beginnen und die Schoten überdies vor der Verwendung zu entkernen. Sie können dann im weiteren Verlauf der Diät die Menge nach Belieben langsam erhöhen.
- Miso ist eine wohlschmeckende, äußerst aromatische Paste aus fermentierten Sojabohnen. Es gibt sie in verschiedenen Farben, wobei sie vor allem in Weiß, Gelb, Rot und Braun erhältlich sind. Die helleren Misopasten schmecken milder und süßer als die dunklen, die ziemlich salzig sein können. Für unsere Rezepte eignet sich besonders braunes oder rotes Miso, doch können Sie nach Herzenslust experimentieren, um herauszufinden,

welche Sorte Ihnen am besten schmeckt. Rotes Miso ist meist besonders salzig, falls Sie am liebsten zu diesem greifen, sollten Sie vielleicht ein bisschen weniger davon verwenden. Geschmack und Salzgehalt von Miso kann auch je nach Marke unterschiedlich ausfallen. Am besten also die Misopaste unabhängig von der Sorte zunächst probieren, um dann die Menge beim Kochen darauf abzustimmen, damit der Geschmack nicht zu intensiv ausfällt. Sie müssen ein wenig herumprobieren, doch Sie werden ganz sicher bald den Bogen raushaben.

- Falls Sie noch nie etwas mit Buchweizen gemacht haben – es gibt kaum etwas Einfacheres! Wir empfehlen, die Körner zunächst gründlich in einem Sieb abzuspülen, bevor sie in einen Topf mit kochendem Wasser gegeben werden. Die Kochzeit kann variieren, Sie sollten sich daher an die Packungsanweisung halten.

- Glattblättrige Petersilie eignet sich am besten für die Speisenzubereitung. Wenn Sie diese nicht bekommen, können Sie auch krause Petersilie verwenden.

- Zwiebeln, Knoblauch und Ingwer werden, wenn nicht anders angegeben, immer geschält.

- Salz und Pfeffer tauchen in den Rezepten nicht auf, Sie können die Speisen jedoch trotzdem gerne entsprechend Ihren geschmacklichen Vorlieben damit würzen. Sirtfoods sind für sich bereits ungeheuer aromatisch, Sie werden daher wahrscheinlich deutlich weniger Salz und Pfeffer benötigen, als Sie es normalerweise gewohnt sind.

Asiatische Riesengarnelenpfanne mit Buchweizennudeln

1 PORTION

150 g Riesengarnelen, geschält und entdarmt
2 TL Tamari (oder Sojasoße, falls Sie nicht auf Gluten verzichten)
2 TL Olivenöl extra vergine
75 g Soba (Buchweizennudeln)
1 Zehe Knoblauch, fein gehackt
1 Bird Eye Chili
1 TL frischer Ingwer, fein gehackt
20 g rote Zwiebeln, in Ringen
40 g Sellerie, geputzt und in Scheiben
75 g grüne Bohnen, gehackt
50 g Grünkohl, grob gehackt
100 ml Hühnerbrühe
5 g Liebstöckel- oder Sellerieblätter

Eine Bratpfanne stark erhitzen, darin die Riesengarnelen mit einem Teelöffel Tamari und einem Teelöffel Öl zwei bis drei Minuten erhitzen. Die Garnelen auf einen Teller geben. Die Pfanne mit einem Stück Küchenrolle auswischen, da sie gleich wieder benötigt wird.

Die Nudeln fünf bis acht Minuten beziehungsweise nach Packungsanweisung kochen. Abgießen und beiseitestellen.

Währenddessen in dem restlichen Öl den Knoblauch, den Chili, den Ingwer, die roten Zwiebeln, den Sellerie, die Bohnen und den Grünkohl bei mittlerer Hitze zwei bis drei Minuten anbraten. Die Brühe zugeben und zum Kochen bringen, anschließend ein bis zwei Minuten köcheln lassen, bis das Gemüse gar ist, aber noch Biss hat.

Garnelen, Nudeln und Liebstöckel- oder Sellerieblätter mit in die Pfanne geben, kurz aufkochen lassen, von der Herdplatte nehmen und servieren.

Tofu in Sesam-Miso-Marinade auf gebratenem Ingwer-Chili-Gemüse

1 PORTION

1 EL Mirin (süßer, japanischer Reiswein)

20 g Misopaste

150 g schnittfester Tofu

40 g Sellerie, geputzt

35 g rote Zwiebeln

120 g Zucchini

1 Bird Eye Chili

1 Zehe Knoblauch

1 TL Ingwer

50 g Grünkohl, gehackt

2 TL Sesamsamen

35 g Buchweizen

1 TL Kurkumapulver

2 TL Olivenöl extra vergine

1 TL Tamari (oder Sojasoße, falls Sie nicht auf Gluten verzichten)

Den Ofen auf 200 °C erhitzen. Eine kleine Backform mit Backpapier auslegen.

Mirin und Miso vermischen. Tofu in mundgerechte Stücke schneiden, mit der Misomischung bedecken und zum Marinieren in den Kühlschrank stellen.

Währenddessen den Sellerie, die roten Zwiebeln und die Zucchini schräg in Scheiben schneiden. Chili, Knoblauch und Ingwer fein hacken und beiseitestellen.

In einem Dämpfer beziehungsweise Dampfgarer den Grünkohl fünf Minuten garen. Herausnehmen und beiseitestellen.

Tofu in einer Bratpfanne mit den Sesamsamen bestreuen und 15 bis 20 Minuten rösten, bis er goldgelb karamellisiert ist.

Den Buchweizen in einem Sieb abspülen und mit Kurkuma in einen Topf mit kochendem Wasser geben. Nach Packungsanweisung kochen, abtropfen lassen.

In einer Pfanne das Öl stark erhitzen, darin Sellerie, Zwiebel, Zucchini, Chili, Knoblauch und Ingwer ein bis zwei Minuten anbraten. Anschließend drei bis vier Minuten auf mittlerer Stufe rösten, bis das Gemüse gar, aber noch bissfest ist. Bei Bedarf einen Teelöffel Wasser zugeben, um zu vermeiden, dass das Gemüse am Pfannenboden haften bleibt. Dann Grünkohl und Tamari zugeben und eine weitere Minute garen.

Den Tofu auf dem Gemüse und dem Buchweizen angerichtet servieren.

Putenschnitzel mit Salbei, Kapern und Petersilie zu würzigem Blumenkohl- »Couscous«

Wenn Sie nur Putensteaks bekommen und keine Schnitzel, gibt es zwei Möglichkeiten, daraus Schnitzel zu machen. Je nach Dicke des Steaks können Sie es entweder mithilfe eines Fleischhammers oder eines Nudelholzes auf 5 Millimeter Dicke flachklopfen. Sollte das Steak dafür zu dick sein und Sie eine ruhige Hand haben, schneiden Sie es einmal horizontal durch, um die Hälften dann mit dem Fleischklopfer oder dem Nudelholz zu bearbeiten.

1 PORTION

150 g Blumenkohl, grob gehackt

1 Zehe Knoblauch, fein gehackt

40 g rote Zwiebeln, fein gehackt

1 Bird Eye Chili, fein gehackt

1 TL frischer Ingwer, fein gehackt

2 EL Olivenöl extra vergine

2 TL Kurkumapulver

30 g sonnengetrocknete Tomaten, fein gehackt

10 g Petersilie

150 g Putenschnitzel oder -steak (siehe oben)

1 TL getrockneter Salbei
Saft von ¼ Zitrone
1 EL Kapern

Für das »Couscous« den rohen Blumenkohl in eine Küchenmaschine geben. In Zwei-Sekunden-Schüben verarbeiten, bis
die Beschaffenheit der Blumenkohlstückchen an Couscous
erinnert. Alternativ kann der Blumenkohl auch mithilfe eines
Messers sehr fein geschnitten werden.

Den Knoblauch mit den roten Zwiebeln, dem Chili und dem
Ingwer in einem Teelöffel Olivenöl garen, dabei aber nicht
bräunen. Von der Herdplatte nehmen und die sonnengetrockneten Tomaten, Kurkuma sowie die Hälfte der Petersilie
dazugeben.

Die Putenschnitzel mit dem Salbei und ein wenig Öl einreiben und fünf bis sechs Minuten bei mittlerer Hitze anbraten. Dabei regelmäßig wenden. Sobald das Fleisch gar ist,
den Zitronensaft mit der übrigen Petersilie, den Kapern und
einem Teelöffel Wasser in die Pfanne geben. Das ergibt die
Soße, die zum Blumenkohl serviert wird.

Grünkohl und Rote-Zwiebel-Dhal mit Buchweizen

1 PORTION

1 TL Olivenöl extra vergine

1 TL Senfsamen

40 rote Zwiebeln, fein gehackt

1 Zehe Knoblauch, fein gehackt

1 TL frischer Ingwer, fein gehackt

1 Bird Eye Chili, fein gehackt

1 TL mildes Currypulver (bzw. nach Wunsch medium oder scharf)

2 TL Kurkumapulver

300 ml Gemüsebrühe oder Wasser

40 g rote Linsen, abgespült

50 g Grünkohl, gehackt

50 ml Kokosmilch

50 g Buchweizen

Das Öl in einem mittelgroßen Topf mäßig erhitzen und die Senfsamen hineingeben. Sobald die Senfsamen anfangen zu springen, Zwiebeln, Knoblauch, Ingwer und Chili zufügen. In zehn Minuten weichgaren.

Das Currypulver sowie ein Teelöffel Kurkuma hinzufügen und ein paar Minuten mitdünsten. Die Brühe angießen und zum Kochen bringen. Die Linsen mit in den Topf geben, für weitere 25 bis 30 Minuten köcheln, bis sie gar sind und der Dhal eine geschmeidige Konsistenz hat.

Den Grünkohl und die Kokosmilch zugeben und weitere fünf Minuten garen.

In der Zwischenzeit den Buchweizen nach Packungsanweisung kochen. Abgießen und mit dem Dhal servieren.

Aromatische Hühnerbrust mit Grünkohl, roten Zwiebeln und Tomaten-Chili-Salsa

1 PORTION

120 g Hühnerbrustfilet, ohne Haut
2 TL Kurkumapulver
Saft von ¼ Zitrone
1 EL Olivenöl extra vergine
50 g Grünkohl, gehackt
20 g rote Zwiebeln, in Scheiben
1 TL frischer Ingwer, gehackt
50 g Buchweizen

Für die Salsa

130 g Tomaten (etwa 1 Stück)
1 Bird Eye Chili, fein gehackt
1 EL Kapern, fein gehackt
5 g Petersilie, fein gehackt
Saft von ¼ Zitrone

Um die Salsa zuzubereiten, die Tomate vom Stielansatz befreien und sehr fein hacken. Die dabei austretende Flüssigkeit möglichst auffangen. Mit dem Chili, den Kapern, der

Petersilie und dem Zitronensaft vermischen. Sie könnten auch alles in einen Mixer geben, doch das Resultat wäre nicht dasselbe.

Den Ofen auf 220 °C vorheizen. Die Hühnchenbrust in einem Teelöffel Kurkuma, dem Zitronensaft und ein wenig Öl marinieren. Fünf bis zehn Minuten beiseitestellen.

Eine ofenfeste Pfanne stark erhitzen, darin das marinierte Hühnchen auf jeder Seite in etwa einer Minute goldgelb anbräunen, anschließend in den Ofen stellen. (Sollten Sie nicht über eine ofenfeste Pfanne verfügen, können Sie das Fleisch auch auf ein Backblech legen.) Acht bis zehn Minuten backen, bis das Fleisch gar ist. Aus dem Ofen nehmen, mit Alufolie bedecken und bis etwa fünf Minuten vor dem Servieren ruhen lassen.

In der Zwischenzeit den Grünkohl fünf Minuten dämpfen. Die roten Zwiebeln und den Ingwer in wenig Öl anbraten, bis sie weich, aber nicht gebräunt sind, den gegarten Grünkohl zugeben und eine Minute mitbraten.

Den Buchweizen nach Packungsanweisung mit dem restlichen Kurkuma kochen. Mit Hühnchen, Gemüse und Salsa servieren.

Gebackener Tofu in Harissamarinade zu Blumenkohl-»Couscous«

1 PORTION

1 rote Paprika
1 Bird Eye Chili, halbiert
2 Zehen Knoblauch
1 EL Olivenöl extra vergine
1 Prise gemahlener Kreuzkümmel
1 Prise gemahlener Koriander
Saft von ¼ Zitrone
200 g fester Tofu
200 g Blumenkohl, fein gehackt
40 g rote Zwiebeln, fein gehackt
1 TL frischer Ingwer, gehackt
1 TL Olivenöl extra vergine
1 TL Kurkumapulver
30 g sonnengetrocknete Tomaten, fein gehackt
20 g Petersilie, gehackt

Den Backofen auf 200 °C vorheizen.

Für das Harissa die rote Paprika vom Stielansatz längs zur Spitze hin zerteilen, damit die Hälften möglichst flach werden; diese von allen Kernen befreien und mit dem Chili und einer der Knoblauchzehen auf ein Backblech geben. Ein wenig Öl sowie Kreuzkümmel- und Korianderpulver hinzufügen und im Backofen 15 bis 20 Minuten rösten, bis die Paprika weich und nicht zu dunkel ist. (Die Backofentemperatur beibehalten.) Abkühlen lassen, dann mit dem Zitronensaft in einer Küchenmaschine zu einer geschmeidigen Masse pürieren.

Den Tofu der Länge nach zerteilen, anschließend die Hälften in Dreiecke schneiden. In einen kleinen antihaftbeschichteten beziehungsweise mit Backpapier ausgelegten Bräter geben, mit Harissa bedecken und für 20 Minuten in den Backofen stellen – der Tofu sollte die Marinade aufgesogen und eine dunkelrote Farbe angenommen haben.

Für die Zubereitung des »Couscous« den rohen Blumenkohl in eine Küchenmaschine geben. Mit der Pulse-Funktion den Blumenkohl bis auf Couscous-Größe zerkleinern. Alternativ kann der Blumenkohl auch mit einem Messer sehr fein zerhackt werden.

Die übrige Knoblauchzehe fein hacken. Mit den roten Zwiebeln und dem Ingwer im restlichen Öl anbraten, bis alles weich, aber nicht gebräunt ist, dann das Kurkumapulver und den Blumenkohl zufügen und eine weitere Minute garen.

Von der Herdplatte nehmen und die sonnengetrockneten Tomaten sowie die Petersilie unterrühren. Mit dem gebackenen Tofu servieren.

Sirt-Müsli

Falls Sie das Müsli auf Vorrat oder bereits am Vorabend zubereiten möchten, vermischen Sie einfach die trockenen Zutaten und bewahren sie in einem luftdichten Behälter auf. Sie brauchen am nächsten Morgen nur noch die Erdbeeren und den Joghurt dazuzugeben, und schon ist das Müsli bereit zum Mitnehmen.

1 PORTION

20 g Buchweizenflocken
10 g Buchweizenpopps
15 g Kokosflocken oder -raspeln
40 g Medjool-Datteln, entkernt und gehackt
15 g Walnüsse, gehackt
10 g Kakaonibs
100 g Erdbeeren, geputzt und kleingeschnitten
100 g griechischer Joghurt (oder eine vegane Alternative, beispielsweise Soja- oder Kokosjoghurt)

Alle Zutaten vermischen (mit Ausnahme der Erdbeeren und des Joghurts, falls Sie das Müsli nicht sofort servieren).

Gebratenes Lachsfilet mit karamellisiertem Chicorée und Selleriegrün-Rucola-Salat

10 g Petersilie
Saft von ¼ Zitrone
1 EL Kapern
1–2 EL Olivenöl extra vergine
¼ Avocado, geschält, entsteint und in Würfeln
100 g Kirschtomaten, halbiert
20 g rote Zwiebeln, in dünnen Scheiben
50 g Rucola
5 g Selleriegrün
150 g Lachsfilet ohne Haut
2 TL brauner Zucker
1 Kopf Chicorée (70 g), längs halbiert

Den Backofen auf 220 °C vorheizen.

Für das Dressing die Petersilie mit dem Zitronensaft, den Kapern und zwei Teelöffeln Olivenöl in eine Küchenmaschine oder einen Mixer geben und sämig pürieren.

Für den Salat die Avocadowürfel mit den Tomaten, den roten Zwiebeln, dem Rucola und dem Selleriegrün vermischen.

Eine ofenfeste Pfanne stark erhitzen. Den Lachs mit ein wenig Öl einreiben und etwa eine Minute in der heißen Pfanne scharf anbraten, um das Äußere des Fisches zu karamellisieren. Auf ein Backblech legen und für fünf bis sechs Minuten in den Backofen geben, bis der Lachs gar ist; wird der Fisch innen noch rosa gewünscht, kann die Backzeit um zwei Minuten verkürzt werden.

In der Zwischenzeit die Pfanne auswischen und zurück auf die heiße Herdplatte stellen. Den braunen Zucker mit dem restlichen Öl verrühren und auf den Schnittflächen des Chicorées verteilen. Mit der Schnittfläche nach unten in die heiße Pfanne legen und zwei bis drei Minuten braten, bis er zart und überall schön karamellisiert ist. Dabei regelmäßig wenden.

Den Salat mit dem Dressing vermischen und mit dem Lachs und dem Chicorée servieren.

Toskanischer Bohneneintopf

1 PORTION

1 EL Olivenöl extra vergine
50 g rote Zwiebeln, fein gehackt
30 g Karotte, geschält und fein gehackt
30 g Sellerie, geputzt und fein gehackt
1 Zehe Knoblauch, fein gehackt
½ Bird Eye Chili, fein gehackt (optional)
1 TL Kräuter der Provence
200 ml Gemüsebrühe
400 g Tomatenstücke aus der Dose
1 TL Tomatenmark
200 g gemischte Bohnen aus der Dose
50 g Grünkohl, grob gehackt
1 EL Petersilie, grob gehackt
40 g Buchweizen

Das Öl in einem mittelgroßen Topf leicht erhitzen und sanft die Zwiebeln, die Karotten, den Sellerie, den Knoblauch, den Chili (sofern er verwendet wird) und die Kräuter darin anbraten, bis die Zwiebeln weich, aber nicht gebräunt sind.

Die Brühe mit den Tomaten und dem Tomatenmark zugeben und zum Kochen bringen. Die Bohnen hinzufügen und 30 Minuten köcheln lassen.

Nun den Grünkohl hinzufügen und weitere fünf bis zehn Minuten köcheln lassen, bis er weich ist. Anschließend die Petersilie unterrühren.

In der Zwischenzeit den Buchweizen nach Packungsanweisung kochen, abgießen und mit dem Eintopf servieren.

Erdbeer-Buchweizen-Taboulé

1 PORTION

50 g Buchweizen
1 EL Kurkumapulver
80 g Avocado, fein gehackt
65 g Tomaten, fein gehackt
20 g rote Zwiebeln, fein gehackt
25 g Medjool-Datteln, entkernt und fein gehackt
1 EL Kapern, fein gehackt
30 g Petersilie, fein gehackt
100 g Erdbeeren, geputzt und halbiert
1 EL Olivenöl extra vergine
Saft von ½ Zitrone
30 g Rucola

Den Buchweizen mit Kurkuma nach Packungsanweisung kochen. Abgießen und zum Abkühlen beiseitestellen.

Avocado, Tomaten, rote Zwiebeln, Datteln, Kapern und Petersilie mit dem abgekühlten Buchweizen vermischen. Die Erdbeeren vorsichtig mit dem Öl und dem Zitronensaft unter den Salat heben. Auf einem Bett aus Rucola servieren.

Gebratener Kabeljau in Miso-Marinade mit Pfannengemüse und Sesam

20 g Miso

1 EL Mirin (süßer, japanischer Reiswein)

1 EL Olivenöl extra vergine

200 g Kabeljaufilet, ohne Haut

20 g rote Zwiebeln, in Scheiben

40 g Sellerie, in Scheiben

1 Zehe Knoblauch, fein gehackt

1 Bird Eye Chili, fein gehackt

1 TL frischer Ingwer, fein gehackt

60 g grüne Bohnen

50 g Grünkohl, gehackt

30 g Buchweizen

1 TL Kurkumapulver

1 TL Sesamsamen

5 g Petersilie, gehackt

1 EL Tamari (oder Sojasoße, falls Sie nicht auf Gluten verzichten)

Miso und Mirin mit einem Teelöffel Öl verrühren. Mit dieser Mischung das Kabeljaufilet einreiben und 30 Minuten marinieren. Den Backofen auf 220 °C vorheizen.

Den Kabeljau zehn Minuten backen.

Zwischenzeitlich eine große Bratpfanne oder einen Wok mit dem übrigen Öl erhitzen. Die Zwiebeln zugeben und ein paar Minuten anbraten, anschließend Sellerie, Knoblauch, Chili, Ingwer, grüne Bohnen und Grünkohl hinzufügen und unter ständigem Rühren braten, bis der Grünkohl weich und durchgegart ist. Bei Bedarf ein wenig Wasser angießen.

Den Buchweizen mit Kurkuma nach Packungsanweisung kochen.

Sesamsamen, Petersilie und Tamari unterrühren und mit dem Gemüse und dem Kabeljau servieren.

Soba (Buchweizennudeln) in Misosuppe mit Tofu, Sellerie und Grünkohl

1 PORTION

75 g Soba (Buchweizennudeln)
1 EL Olivenöl extra vergine
20 g rote Zwiebeln, in Scheiben
1 Zehe Knoblauch, fein gehackt
1 TL frischer Ingwer, fein gehackt
300 ml Gemüsebrühe, bei Bedarf evtl. ein wenig mehr
30 g Misopaste
50 g Grünkohl, grob gehackt
50 g Sellerie, grob gehackt
1 TL Sesamsamen
100 g fester Tofu, in ½ bis 1 cm großen Würfeln
1 TL Tamari (optional; oder Sojasoße, falls Sie nicht auf Gluten verzichten)

Die Nudeln in einem Topf mit kochendem Wasser fünf bis acht Minuten beziehungsweise nach Packungsanweisung kochen.

In einem großen Topf das Öl auf mittlerer Stufe erhitzen, um die Zwiebeln, den Knoblauch und den Ingwer darin anzubraten, bis alles weich, aber nicht gebräunt ist. Die Brühe und das Miso zugeben und zum Kochen bringen.

Den Grünkohl und den Sellerie in die Misobrühe geben und fünf Minuten leicht sieden (Miso sollte nie gekocht werden, weil sein Aroma sonst zerstört und seine Konsistenz körnig wird). Gegebenenfalls noch etwas Brühe angießen.

Die gekochten Nudeln mit den Sesamsamen in den Topf füllen, erhitzen, anschließend die Tofuwürfel zugeben. In eine Schüssel füllen und nach Belieben mit Tamari besprenkelt servieren.

Supersirt-Salat

1 PORTION

50 g Rucola
50 g Chicoréeblätter
100 g Räucherlachs in Scheiben
80 g Avocado, geschält, entsteint und in Scheiben
40 g Sellerie, in Scheiben
20 g rote Zwiebeln, in Scheiben
15 g Walnüsse, gehackt
1 EL Kapern
1 große Medjool-Dattel, entkernt und gehackt
1 EL Olivenöl extra vergine
Saft von ¼ Zitrone
10 g Petersilie, gehackt
10 g Liebstöckel oder Selleriegrün, gehackt

Die Salatblätter auf einem Teller oder in einer großen Schüssel anrichten.

Alle übrigen Zutaten vermischen und auf den Salatblättern servieren.

VARIATIONEN

Um einen Supersirt-Salat mit **Linsen** zuzubereiten, den Räucherlachs durch 100 Gramm grüne Linsen aus der Dose oder gekochte Puy-Linsen ersetzen.

Für einen Supersirt-Salat mit **Hühnchen** anstelle des Räucherlachses gegarte Hühnerbruststreifen verwenden.

Für einen Supersirt-Salat mit **Thunfisch** einfach den Räucherlachs durch Thunfisch aus der Dose (im eigenen Saft oder in Öl, je nach Geschmack) verwenden.

Gegrilltes Rindfleisch mit Rotweinsoße, Zwiebelringen, würzigem Grünkohl und Kräuterröstkartoffeln

1 PORTION

100 g Kartoffeln, geschält und in 2 cm großen Würfeln

3 TL Olivenöl extra vergine

5 g Petersilie, fein gehackt

50 g rote Zwiebeln, fein gehackt

50 g Grünkohl, gehackt

1 Zehe Knoblauch, fein gehackt

120–150 g Rinderfiletsteak (3,5 cm dick) oder Lendensteak (2 cm dick)

40 ml Rotwein

150 ml Rinderbrühe

1 TL Tomatenmark

1 TL Maismehl, in 1 EL Wasser aufgelöst

Den Backofen auf 220 °C vorheizen.

Die Kartoffeln in einen Topf mit kochendem Wasser geben, aufkochen und etwa vier bis fünf Minuten garen, dann abgießen. Mit einem Teelöffel Olivenöl auf ein Backblech legen und im heißen Ofen 35 bis 45 Minuten rösten. Dabei die Kartoffeln alle zehn Minuten wenden, damit sie von allen Seiten gleichmäßig gar werden. Sobald sie fertig sind, aus dem Ofen nehmen, mit der gehackten Petersilie bestreuen und gut vermischen.

Die Zwiebeln in einem Teelöffel Öl bei mittlerer Hitze fünf bis sieben Minuten anbraten, bis sie weich und goldbraun sind. Warm halten.

Den Grünkohl zwei bis drei Minuten dämpfen, anschließend abgießen. In einem halben Teelöffel Öl den Knoblauch vorsichtig anbraten, bis er weich, aber nicht gebräunt ist. Den Grünkohl zugeben und weitere ein bis zwei Minuten anbraten, bis er ebenfalls weich ist. Warm halten.

Eine ofenfeste Pfanne stark erhitzen. Das Fleisch mit einem halben Teelöffel Öl einreiben und in der heißen Pfanne bei mittelstarker Hitze je nach gewünschtem Garungsgrad anbraten – siehe unsere Hinweise zur Bratzeit auf Seite 241. Wird es medium gewünscht, das Fleisch zunächst scharf anbraten und dann mit der Pfanne für den empfohlenen Zeitraum in den auf 220 °C vorgeheizten Backofen geben.

Das Fleisch aus der Pfanne nehmen, beiseitestellen und ruhen lassen. Den Wein in die heiße Pfanne gießen und darin den Bratensatz unter Rühren lösen. Diesen auf die Hälfte einkochen lassen, bis er von sirupartiger Konsistenz und konzentriertem Aroma ist.

Nun die Brühe und das Tomatenmark zugeben, alles aufkochen, die Maismehlpaste zum Andicken unterrühren und das Ganze köcheln lassen, bis die gewünschte Konsistenz erreicht ist. Ein wenig Bratensaft von den beiseitegestellten Steaks unterrühren und mit den gerösteten Kartoffeln, dem Grünkohl, den Zwiebelringen und der Rotweinsoße servieren.

Garzeiten für das perfekte Steak

Filetsteak, 3,5 cm dick

- **Blau:** etwa 1 ½ Minuten auf jeder Seite
- **Blutig:** etwa 2 ¼ Minuten auf jeder Seite
- **Englisch:** etwa 3 ½ Minuten auf jeder Seite
- **Medium:** etwa 4 ½ Minuten auf jeder Seite

Lendensteak, 2 cm dick

- **Blau:** etwa 1 Minute auf jeder Seite
- **Blutig:** etwa 1 ¼ Minuten auf jeder Seite
- **Englisch:** etwa 2 Minuten auf jeder Seite
- **Medium:** etwa 2 ¼ Minuten auf jeder Seite

Kidney-Bohnen-Mole mit Backkartoffel

1 PORTION

40 g rote Zwiebeln, fein gehackt

1 TL frischer Ingwer, fein gehackt

1 Zehe Knoblauch, fein gehackt

1 Bird Eye Chili, fein gehackt

1 TL Olivenöl extra vergine

1 TL Kurkumapulver

1 TL gemahlener Kreuzkümmel

1 Prise gemahlene Nelken

1 Prise gemahlener Zimt

1 mittelgroße Backkartoffel

190 g Tomatenstücke aus der Dose

1 TL brauner Zucker

50 g rote Paprika, entkernt und in Stücken

150 ml Gemüsebrühe

1 EL Kakaopulver

1 TL Sesamsamen

2 TL Erdnussbutter (am besten cremig, aber stückig geht auch)

150 g Kidney-Bohnen aus der Dose

5 g Petersilie, gehackt

Den Backofen auf 200 °C vorheizen.

Zwiebeln, Ingwer, Knoblauch und Chili mit dem Öl in einem mittelgroßen Topf bei mittlerer Hitze etwa zehn Minuten anbraten beziehungsweise so lange, bis sie weich sind. Die Gewürze zugeben und alles weitere ein bis zwei Minuten braten.

Die Kartoffel auf ein Backblech legen und für 45 bis 60 Minuten (oder länger, je nachdem, wie knusprig Sie sie haben wollen) in den Ofen schieben.

Tomaten, Zucker, rote Paprika, Brühe, Kakaopulver, Sesamsamen, Erdnussbutter und Kidney-Bohnen mit in den Topf füllen und 45 bis 60 Minuten leise köcheln lassen.

Mit der gehackten Petersilie garnieren. Die Backkartoffel halbieren und mit der Mole bedeckt servieren.

Sirtfood-Omelett

1 PORTION

50 g durchwachsener Speck, in dünnen Streifen
(oder 2 Speckscheiben, geräuchert oder ungeräuchert,
nach Geschmack)
3 Eier (M)
35 g roter Chicorée, in dünnen Scheiben
5 g Petersilie, fein gehackt
1 TL Olivenöl extra vergine

Eine antihaftbeschichtete Pfanne stark erhitzen. Den Speck
in der Pfanne knusprig braten. Die Zugabe von Öl ist nicht
erforderlich, da der Speck bereits genügend Fett zum Braten
enthält. Den Speck aus der Pfanne nehmen und auf ein Stück
Küchenpapier legen, damit das überschüssige Fett aufge-
saugt wird. Die Pfanne auswischen.

Die Eier verquirlen und mit dem Chicorée und der Petersilie
vermischen. Die Speckstreifen in Würfel schneiden und unter
die Eimasse heben.

Das Öl in der antihaftbeschichteten Pfanne erhitzen – das
Öl sollte heiß sein, aber nicht rauchen. Die Eiermischung hin-
eingießen und mithilfe eines Pfannenwenders gleichmäßig

verteilen. Die Masse während des Garvorgangs in Bewegung halten, bis die Oberfläche des Omeletts eine gerade Ebene bildet. Die Hitze reduzieren und die Eimasse stocken lassen. Mit dem Pfannenwender den Rand des Omeletts von der Pfanne lösen und das Omelett zusammengeklappt oder aufgerollt servieren.

Gebackene Hühnerbrust mit Walnuss-Petersilien-Pesto und Rote-Zwiebel-Salat

1 PORTION

15 g Petersilie

15 g Walnüsse

15 g Parmesan

1 EL Olivenöl extra vergine

Saft von ½ Zitrone

50 ml Wasser

150 g Hühnerbrust, ohne Haut

20 g rote Zwiebeln, in feinen Scheiben

1 TL Rotweinessig

35 g Rucola

100 g Kirschtomaten, halbiert

1 TL Balsamico-Essig

Für die Zubereitung des Pestos die Petersilie mit den Walnüssen, dem Parmesan, dem Olivenöl, der Hälfte des Zitronensafts und ein wenig Wasser in einer Küchenmaschine oder mithilfe eines Mixers zu einer geschmeidigen Masse verarbeiten. Nach und nach vorsichtig Wasser zugeben, bis die gewünschte Konsistenz erreicht ist.

Die Hühnerbrust in einem Esslöffel Pesto sowie dem restlichen Zitronensaft marinieren und für 30 Minuten, wenn möglich auch länger, in den Kühlschrank stellen.

Den Backofen auf 200 °C vorheizen.

Eine ofenfeste Pfanne auf mittlerer Stufe erhitzen. Darin das Hühnchen mitsamt der Marinade auf jeder Seite eine Minute anbraten, anschließend mit der Pfanne in den Ofen stellen und acht Minuten backen beziehungsweise bis das Fleisch gar ist.

Die Zwiebeln fünf bis zehn Minuten im Rotweinessig marinieren. Abgießen.

Sobald das Hühnchen gar ist, aus dem Ofen nehmen, einen weiteren Esslöffel Pesto darauf verteilen und von der Hitze des Fleisches zergehen lassen. Mit Alufolie bedecken und fünf Minuten ruhen lassen.

Den Rucola mit den Tomaten und den Zwiebeln anrichten und den Balsamico darüberträufeln. Das übrige Pesto auf das Hühnchen geben und mit dem Salat servieren.

Waldorfsalat

1 PORTION

100 g Sellerie, grob gehackt
50 g Apfel, grob gehackt
50 g Walnüsse, grob gehackt
10 g rote Zwiebeln, grob gehackt
50 g Petersilie, gehackt
1 EL Kapern
5 g Liebstöckel oder Selleriegrün, grob gehackt
1 EL Olivenöl extra vergine
1 TL Balsamico-Essig
Saft von ¼ Zitrone
¼ TL Dijon-Senf
50 g Rucola
35 g Chicoréeblätter

Den Sellerie mit Apfel, Walnüssen, Zwiebeln, Petersilie, Kapern und den Liebstöckel- beziehungsweise Sellerieblättern mischen. In einer Schüssel das Öl mit dem Essig, dem Zitronensaft und dem Senf zu einem Dressing verquirlen. Die Selleriemischung auf den Rucola- und Chicoréeblättern anrichten und mit dem Dressing beträufelt servieren.

Geröstete Auberginenspalten mit Walnuss-Petersilien-Pesto und Tomatensalat

1 PORTION

20 g Petersilie

20 g Walnüsse

20 g Parmesan (oder vegane Alternative)

1 EL Olivenöl extra vergine

Saft von ¼ Zitrone

50 ml Wasser

1 mittelgroße Aubergine (etwa 150 g), geviertelt

20 g rote Zwiebeln, in Scheiben

5 ml Rotweinessig

70 g Rucola

100 g Kirschtomaten

5 ml Balsamico-Essig

Den Backofen auf 200 °C vorheizen.

Für die Zubereitung des Pestos die Petersilie mit Walnüssen, Parmesan, Olivenöl und der Hälfte des Zitronensafts mithilfe einer Küchenmaschine oder eines Mixers zu einer geschmeidigen Masse verarbeiten. Das Wasser nach und nach zugeben, bis die optimale Konsistenz erreicht ist – das Pesto sollte schön sämig sein, damit es nicht von der Aubergine läuft.

Die Aubergine mit ein wenig Pesto bepinseln, das übrige Pesto bis zum Servieren beiseitestellen. Auf ein Backblech legen und 25 bis 30 Minuten rösten, bis die Aubergine goldbraun, weich und saftig ist.

In der Zwischenzeit die roten Zwiebeln mit dem Rotweinessig bedecken und ruhen lassen – die Zwiebeln werden dadurch weich und ihr Geschmack süßlich. Den Essig vor dem Servieren abgießen.

Den Rucola mit den Tomaten und den abgetropften Zwiebeln mischen, mit dem Balsamico-Essig beträufeln. Das übrige Pesto auf die heiße Aubergine verteilen und mit dem Salat servieren.

Sirtfood-Smoothie

100 g griechischer Naturjoghurt oder eine vegane Alternative
(Soja- oder Kokosjoghurt)
6 Walnusshälften
8–10 mittelgroße Erdbeeren, geputzt
1 Handvoll Grünkohl, die dicken Blattrippen entfernt
20 g dunkle Schokolade (Kakaoanteil 85 %)
1 Medjool-Dattel, entkernt
½ TL Kurkumapulver
1 dünne Scheibe Bird Eye Chili (1–2 mm dick)
200 ml ungesüßte Mandelmilch

Alle Zutaten im Mixer zu einer geschmeidigen Flüssigkeit
verarbeiten.

Gefüllte Vollkornpita

Vollkornpitas eignen sich hervorragend, um eine geballte Ladung Sirtfoods in ein schnelles Mittagessen oder ein bequem mitzunehmendes Lunchpaket zu packen. Sie können die Mengen nach Belieben verändern und Ihre Kreativität ausleben, doch an sich brauchen Sie nichts anderes zu tun, als die Pita zu füllen – und schon ist sie bereit zum Mitnehmen.

Fleischhaltige Variante

80 g gebratene Putenstreifen, in Stücken
20 g Cheddar-Käse, in Würfeln
35 g Salatgurke, in Würfeln
30 g rote Zwiebeln, gehackt
25 g Rucola, gehackt
10–15 g Walnüsse, grob gehackt

Dressing

1 EL Olivenöl extra vergine
1 EL Balsamico-Essig
1 Spritzer Zitronensaft

Vegane Variante

2–3 EL Hummus
35 g Salatgurke, in Würfeln
30 g rote Zwiebeln, gehackt
25 g Rucola, gehackt
10–15 g Walnüsse, grob gehackt

Veganes Dressing

1 EL Olivenöl extra vergine
1 Spritzer Zitronensaft

Tajine mit Butternut-Kürbis, Datteln und Buchweizen

4 PORTIONEN

2 TL Olivenöl extra vergine

1 rote Zwiebel, fein gehackt

1 EL frischer Ingwer, fein gehackt

3 Zehen Knoblauch, fein gehackt

2 Bird Eye Chilis, fein gehackt

1 EL gemahlener Kreuzkümmel

1 Zimtstange

2 EL Kurkumapulver

800 g Tomatenstücke aus der Dose

300 ml Gemüsebrühe

100 g Medjool-Datteln, entkernt und gehackt

400 g Kichererbsen aus der Dose, abgegossen und abgespült

500 g Butternut-Kürbis, geschält und in mundgerechten Stücken

200 g Buchweizen

5 g Korianderblätter, gehackt

10 g Petersilie, gehackt

Den Backofen auf 200 °C vorheizen.

Einen Teelöffel Olivenöl in einer großen Kasserolle erhitzen, darin Zwiebel, Ingwer, Knoblauch und Chili zwei bis drei Minuten anbraten, dann mit Kreuzkümmel, Zimt und einem Esslöffel Kurkuma würzen und weitere ein bis zwei Minuten braten.

Die Tomaten mit der Brühe, den Datteln und den Kichererbsen hinzufügen und 45 bis 60 Minuten leise köcheln lassen. Bei Bedarf gelegentlich ein wenig Wasser zugeben, damit es nicht zu trocken wird; das Ganze soll eine dickflüssige Konsistenz haben.

Den Kürbis auf ein Backblech legen, mit einem Teelöffel Öl bepinseln und etwa 30 Minuten backen, bis er weich und an den Ecken gebräunt ist.

Kurz bevor die Tajine gar ist, den Buchweizen nach Packungsanweisung mit dem übrigen Kurkuma zubereiten.

Den gerösteten Kürbis auf der Tajine anrichten, mit Koriander und Petersilie bestreuen und mit dem Buchweizen servieren.

Limabohnen-Miso-Dip mit Selleriestangen und Crackern

4 PORTIONEN

800 g Limabohnen aus der Dose, abgetropft und abgespült
3 EL Olivenöl extra vergine
2 EL braune Misopaste
Saft und Abrieb von ½ unbehandelten Zitrone
4 mittelgroße Frühlingszwiebeln, geputzt und in dünnen
    Ringen
1 Zehe Knoblauch, zerdrückt
¼ Bird Eye Chili, fein gehackt
Selleriestangen, zum Servieren
Cracker, zum Servieren

Alle Zutaten außer Sellerie und Cracker mit einem Kartoffel-stampfer zu einer groben Masse zerdrücken.

Als Dip zu den Selleriestangen und den Crackern servieren.

Joghurt mit gemischten Beeren, gehackten Walnüssen und dunkler Schokolade

1 PORTION

125 g gemischte Beeren

150 g griechischer Joghurt (oder vegane Alternative,
   z. B. Soja- oder Kokosjoghurt)

25 g Walnüsse, gehackt

10 g dunkle Schokolade (Kakaogehalt 85 %), geraspelt

Die gemischten Beeren in eine Schüssel füllen und mit dem Joghurt bedecken.

Mit den Walnüssen und der Schokolade bestreuen – fertig!

Hühnchen-Grünkohl-Curry mit Bombay-Kartoffeln

4 Hühnerbrustfilets ohne Haut (à 120–150 g), in mundgerechten Stücken

4 EL Olivenöl extra vergine

3 EL Kurkumapulver

2 rote Zwiebeln, in Scheiben

2 Bird Eye Chilis, fein gehackt

3 Zehen Knoblauch, fein gehackt

1 EL frischer Ingwer, fein gehackt

1 EL mildes Currypulver

400 g Tomatenstücke aus der Dose

500 ml Hühnerbrühe

200 ml Kokosmilch

2 grüne Kardamomkapseln

1 Stange Zimt

600 g Kartoffeln (Bintje oder Desiree)

10 g Petersilie, gehackt

175 g Grünkohl, gehackt

5 g Korianderblätter, gehackt

Das Hühnchenfleisch mit einem Teelöffel Olivenöl und einem Esslöffel Kurkuma bestreichen und 30 Minuten marinieren.

Eine Pfanne stark erhitzen und das Fleisch vier bis fünf Minuten anbraten (die Marinade enthält bereits ausreichend Öl), bis es gleichmäßig gebräunt und gar ist. Aus der Pfanne nehmen und beiseitestellen.

In der Pfanne einen Esslöffel Olivenöl auf mittlerer Stufe erhitzen. Die Zwiebeln mit den Chilis, dem Knoblauch und dem Ingwer darin in etwa zehn Minuten weich dünsten, dann das Currypulver und einen Esslöffel Kurkuma dazugeben und weitere ein bis zwei Minuten dünsten. Die Tomaten hinzufügen und zwei Minuten köcheln lassen. Die Brühe zusammen mit Kokosmilch, Kardamom und Zimt angießen und alles 45 bis 60 Minuten sieden lassen. Bei Bedarf Brühe nachgießen, damit es nicht zu trocken wird.

Den Backofen auf 220 °C vorheizen.

Etwas Wasser in einem Topf zum Kochen bringen. Die Kartoffeln schälen und in kleine Stücke schneiden. Anschließend mit einem Esslöffel Kurkuma ins kochende Wasser geben und fünf Minuten sieden lassen. Sorgfältig abgießen und zehn Minuten ausdampfen lassen. Die Kartoffeln sollten weiße, blättrige Ränder aufweisen. Auf einem Backblech mit dem übrigen Öl vermischen und in etwa 30 Minuten im Ofen goldbraun und knusprig backen. Mit der Petersilie vermengen.

Sobald das Curry die gewünschte Konsistenz hat, den Grün-kohl, die Hühnchenstücke und den Koriander zugeben und weitere fünf Minuten köcheln lassen, bis das Fleisch durch und durch gar ist. Anschließend mit den Kartoffeln servieren.

Würzige Rühreier

1 PORTION

1 TL Olivenöl extra vergine
20 g rote Zwiebeln, fein gehackt
½ Bird Eye Chili, fein gehackt
3 Eier (M)
50 ml Milch
1 TL Kurkumapulver
5 g Petersilie, fein gehackt

Das Öl in einer Bratpfanne erhitzen und die rote Zwiebel mit dem Chili darin anbraten, bis alles weich, aber nicht gebräunt ist.

Die Eier mit der Milch, Kurkuma und Petersilie verquirlen. Dazugießen und bei moderater Hitze unter ständigem Rühren garen, damit es nicht anbrennt. Sobald die gewünschte Konsistenz erreicht ist, servieren.

Sirt-Chili-con-Carne

4 PORTIONEN

1 EL Olivenöl extra vergine
1 rote Zwiebel, fein gehackt
3 Zehen Knoblauch, fein gehackt
2 Bird Eye Chilis, fein gehackt
1 EL gemahlener Kreuzkümmel
1 EL Kurkumapulver
400 g mageres Rinderhack (ca. 5 % Fett)
150 ml Rotwein
1 rote Paprika, entkernt und in mundgerechten Stücken
800 g Tomatenstücke aus der Dose
1 EL Tomatenmark
1 EL Kakaopulver
150 g Kidney-Bohnen aus der Dose
300 ml Rinderbrühe
5 g Korianderblätter, gehackt
5 g Petersilie, gehackt
160 g Buchweizen

In einer Kasserolle das Öl auf mittlerer Stufe erhitzen, darin die Zwiebeln, den Knoblauch und die Chilis zwei bis drei Minuten anbraten. Dann die Gewürze zufügen und etwa ein bis zwei Minuten mitbraten. Das Hackfleisch ebenfalls mit hineingeben und weitere zwei bis drei Minuten braten, bis das Fleisch gleichmäßig gebräunt ist. Den Rotwein angießen und auf die Hälfte einkochen lassen.

Paprikastücke, Tomaten, Tomatenmark, Kakaopulver, Kidney-Bohnen und die Brühe hinzufügen und alles etwa eine Stunde köcheln lassen. Bei Bedarf gelegentlich ein wenig Wasser angießen, um eine dicke, sämige Konsistenz zu erhalten. Erst kurz vor dem Servieren die gehackten Kräuter zugeben.

In der Zwischenzeit den Buchweizen nach Packungsanweisung kochen, anschließend mit dem Chili servieren.

Vegane Tofu-Pilz-Pfanne

1 PORTION

100 g besonders fester Tofu
1 TL Kurkumapulver
1 TL mildes Currypulver
20 g Grünkohl, grob gehackt
1 TL Olivenöl extra vergine
20 g rote Zwiebeln, in dünnen Scheiben
½ Bird Eye Chili, in dünnen Scheiben
50 g Pilze, blättrig geschnitten
5 g Petersilie, fein gehackt

Den Tofu in ein wenig Küchenrolle hüllen und einen schweren Gegenstand darauf platzieren, um ihn zu entwässern.

Kurkuma und Currypulver mischen und mit etwas Wasser zu einer dünnen Paste verrühren.

Den Grünkohl zwei bis drei Minuten dämpfen.

In einer Pfanne das Öl auf mittlerer Stufe erhitzen und die Zwiebeln, den Chili und die Pilze in zwei bis drei Minuten goldgelb und weich dünsten.

Den Tofu in mundgerechte Stücke zerkrümeln und mit in die Pfanne geben. Die Gewürzmischung über den Tofu träufeln und alles gründlich verrühren. Bei mittlerer Hitze zwei bis drei Minuten anbraten, damit die Gewürze ihr volles Aroma entfalten können und der Tofu leicht anbräunt. Den Grünkohl zufügen und eine Minute mitgaren lassen. Zum Schluss die Petersilie darüberstreuen, gut durchmischen und servieren.

Räucherlachsnudeln mit Chili und Rucola

4 PORTIONEN

2 EL Olivenöl extra vergine
1 rote Zwiebel, fein gehackt
2 Zehen Knoblauch, fein gehackt
2 Bird Eye Chilis, fein gehackt
150 g Kirschtomaten, halbiert
100 ml Weißwein
250–300 g Soba (Buchweizennudeln)
250 g Räucherlachs, in Streifen
2 EL Kapern
Saft von ½ Zitrone
60 g Rucola
10 g Petersilie, gehackt

In einer Pfanne einen Teelöffel Öl auf mittlerer Stufe erhitzen. Zwiebeln, Knoblauch und Chilis dazugeben und glasig dünsten. Die Tomaten mit in die Pfanne geben und ein bis zwei Minuten mitdünsten lassen. Den Wein angießen und auf die Hälfte einkochen.

In der Zwischenzeit die Nudeln nach Packungsanweisung mit einem Teelöffel Öl kochen, anschließend abgießen.

Den Lachs mit den Kapern, dem Zitronensaft, Rucola und Petersilie zu den Tomaten geben, die Nudeln hinzufügen, alles gut vermischen und sofort servieren. Restliches Öl darüberträufeln und genießen.

Buchweizennudelsalat

1 PORTION

50 g Soba (Buchweizennudeln), nach Packungsanweisung
   gekocht
1 große Handvoll Rucola
1 kleine Handvoll Basilikumblätter
8 Kirschtomaten, halbiert
½ Avocado, entsteint und in Würfeln
10 Oliven
1 EL Olivenöl extra vergine
20 g Pinienkerne

Alle Zutaten, bis auf die Pinienkerne, vorsichtig vermengen und auf einem Teller anrichten. Mit den Pinienkernen
bestreut servieren.

Buchweizenpfannkuchen mit Erdbeeren, dunkler Schokoladensoße und Walnüssen

6–8 PFANNKUCHEN

Für die Pfannkuchen

350 ml Milch
150 g Buchweizenmehl
1 Ei (L)
1 EL Olivenöl extra vergine, zum Braten

Für die Schokoladensoße

100 g dunkle Schokolade (Kakaoanteil 85 %)
85 ml Milch
1 EL Crème double
1 EL Olivenöl extra vergine

Für das Topping

400 g Erdbeeren, geputzt und in Stücken
100 g Walnüsse, gehackt

Für den Pfannkuchenteig alle Zutaten, bis auf das Olivenöl, in einen Mixer füllen und zu einem geschmeidigen Teig verarbeiten. Er sollte weder zu dick noch zu flüssig sein. (Überschüssiger Teig kann in einem luftdichten Behälter bis zu fünf Tage im Kühlschrank aufbewahrt werden. Achten Sie darauf, diesen vor der nächsten Verwendung nochmals gut durchzurühren.)

Für die Soße die Schokolade im Wasserbad schmelzen, gut verquirlen, anschließend die Milch, Crème double und das Olivenöl unterrühren. Sie können die Soße warmhalten, indem Sie sie in einer Schüssel über leicht siedendem Wasser so lange aufbewahren, bis die Pfannkuchen fertig sind.

Um die Pfannkuchen zu backen, eine schwere Pfanne sehr stark erhitzen, dann das Olivenöl zugeben. Ein wenig Teig in die Mitte der Pfanne gießen, durch Schwenken über den gesamten Pfannenboden verteilen; gegebenenfalls noch etwas Teig zufügen. Ist die Pfanne heiß genug, braucht der Pfannkuchen nur etwa eine Minute auf jeder Seite gebacken zu werden.

Sobald sich die Ränder leicht bräunen, den Pfannkuchen mithilfe eines Pfannenwenders vorsichtig lösen und umdrehen, am besten in einem Schwung. Auf der anderen Seite ebenfalls etwa eine Minute backen, anschließend auf einen Teller legen.

In die Mitte des Pfannkuchens ein paar Erdbeeren geben und aufrollen. Großzügig mit Schokoladensoße übergießen und mit ein paar gehackten Walnüssen bestreuen. Mit den anderen Pfannkuchen wiederholen.

Möglicherweise schmecken Ihre ersten Versuche zu fettig oder fallen auseinander, doch sobald Sie die ideale Konsistenz des Teiges herausgefunden und Ihre Technik verbessert haben, backen Sie Pfannkuchen wie ein Profi. Übung macht auch hier den Meister!

Shiitake-Tofu-Suppe

4 PORTIONEN

10 g getrocknete Wakame (Braunalgen)
1 l Gemüsebrühe
200 g Shiitake-Pilze, in Scheiben
120 g Misopaste
400 g fester Tofu, in kleinen Würfeln
2 Frühlingszwiebeln, geputzt und in diagonalen Ringen
1 Bird Eye Chili, fein gehackt (optional)

Die Wakame-Algen zehn Minuten in warmem Wasser einweichen, anschließend abgießen.

Die Brühe aufkochen, dann die Pilze zugeben und ein bis zwei Minuten köcheln lassen.

In einer Schüssel die Misopaste mit ein wenig warmer Brühe verrühren, bis sie sich vollständig aufgelöst hat. Die Mischung mit dem Tofu in die restliche Brühe geben. Darauf achten, dass die Suppe nicht mehr kocht, da dies das feine Misoaroma zerstören würde. Die abgetropften Wakame-Algen mit den Frühlingszwiebeln und gegebenenfalls dem Chili zugeben und alles heiß servieren.

Sirtfood-Pizza

2 PIZZEN À 30 CM

Für den Pizzateig

1 Päckchen Trockenhefe (7 g)
1 TL brauner Zucker
300 ml lauwarmes Wasser
200 g Buchweizenmehl
200 g Weizenmehl Typ 550 oder 405, plus ein wenig zum
    Ausrollen
1 EL Olivenöl extra vergine, plus Einfetten der Form

Für die Tomatensoße

½ rote Zwiebel, fein gehackt
1 Zehe Knoblauch, fein gehackt
1 TL Olivenöl extra vergine
1 TL getrockneter Oregano
2 EL Weißwein
400 g Tomatenstücke aus der Dose
1 Prise brauner Zucker
5 g Basilikumblätter

Unsere bevorzugten Pizzabeläge:

- Rucola, rote Zwiebel und gegrillte Aubergine (gegrillte Auberginen sind im Feinkostladen erhältlich oder Sie können sie selbst herstellen: Dazu eine Grillpfanne bis zum Rauchpunkt erhitzen, dann die Hitze auf mittlere Stufe zurückdrehen. Die Aubergine der Breite nach in drei bis fünf Millimeter dicke Scheiben schneiden, mit ein wenig Olivenöl bepinseln und braten, bis auf beiden Seiten der Aubergine dunkle Grillstreifen zu sehen sind und sie schön weich ist. Alternativ kann die Aubergine auch auf einem mit Backpapier ausgelegten Backblech etwa 15 Minuten bei 200 °C gebacken werden, bis sie goldgelb und weich ist.)
- Chiliflocken, Kirschtomaten, Ziegenkäse, Rucola
- Gekochter Schinken, Rucola, rote Zwiebel und Olive
- Gebratene Chorizo, rote Zwiebel und gedämpfter Grünkohl

Für den Teig die Hefe mit dem Zucker im Wasser auflösen, um die Hefe zu aktivieren. Mit Frischhaltefolie bedeckt zehn bis 15 Minuten gehen lassen.

Die beiden Mehlsorten in eine Schüssel sieben. Falls Sie einen Standmixer besitzen, die Knethaken einsetzen und das Mehl direkt in die Schüssel des Mixers sieben. Die Hefemischung sowie das Öl dazugeben und alles zu einem glatten, elastischen Teig kneten. Dabei bei Bedarf ein wenig Wasser zufügen, damit der Teig nicht zu trocken wird.

Den fertigen Teig in eine eingeölte Schüssel legen und mit einem sauberen, etwas feuchten Küchentuch bedeckt an einem warmen Ort etwa 45 bis 60 Minuten gehen lassen. Der Teig sollte seine Größe verdoppeln.

In der Zwischenzeit für die Tomatensoße einen kleinen Topf erhitzen. Die Zwiebel und den Knoblauch im Olivenöl glasig dünsten, anschließend mit Oregano würzen. Mit Wein ablöschen und auf die Hälfte einkochen lassen.

Tomaten und Zucker hinzufügen, alles weitere 30 Minuten köcheln lassen, bis eine dickflüssige Konsistenz erreicht ist. Ist die Soße zu flüssig, wird die Pizza matschig. Den Topf von der Herdplatte nehmen, die Basilikumblätter zerpflücken und zur Soße geben.

Den Teig erneut durchkneten, um die Luft herauszudrücken. Sobald der Teig schön geschmeidig ist, ist er fertig (das dauert etwa eine Minute). Sie können den Teig sofort verwenden oder, in Frischhaltefolie gewickelt, im Kühlschrank für ein paar Tage aufbewahren.

Den Backofen auf 230 °C vorheizen.

Die Arbeitsplatte mit ein wenig Mehl bestäuben. Den Teig halbieren, jede Hälfte zur gewünschten Dicke ausrollen und auf einen Pizzastein oder ein geöltes, antihaftbeschichtetes Backblech leben. (Die Teigmenge reicht für etwa zwei dünne

Pizzen mit einem Durchmesser von rund 30 cm aus. Wird die Pizza dicker gewünscht, einfach eine größere Menge Teig zubereiten oder den Durchmesser reduzieren.)

Jede Pizza mit einer dünnen Schicht Tomatensoße bedecken (es wird für diese Teigmenge nur die Hälfte der Soße benötigt, der Rest kann eingefroren werden), dabei den Rand ein wenig aussparen. Die Zutaten für den Belag darauf verteilen (Rucola und Chiliflocken erst nach dem Backen auf die Pizza streuen). Vor dem Backen nochmals 15 bis 20 Minuten gehen lassen – auf diese Weise wird der Teig wunderbar locker.

Etwa zehn bis zwölf Minuten backen. Die Pizza kann jetzt nach Belieben mit Rucola und Chiliflocken belegt werden.

Sirtfood-Pralinen

15–20 STÜCK

120 g Walnüsse
30 g dunkle Schokolade (Kakaoanteil 85 %), in Stücke
    zerbrochen; oder Kakaonibs
250 g Medjool-Datteln, entkernt
1 EL Kakaopulver
1 EL Kurkumapulver
1 EL Olivenöl extra vergine
Mark aus 1 Vanilleschote oder 1 TL Vanilleextrakt
1–2 EL Wasser

Walnüsse und Schokolade in einer Küchenmaschine zu feinem Pulver vermahlen.

Alle übrigen Zutaten bis auf das Wasser zugeben und mixen, bis die Masse eine Kugel bildet. Bei Bedarf Wasser zufügen.

Mit den Händen portionsweise zu Pralinen formen, nach Belieben in Kakaopulver oder Kokosraspeln wälzen und in einem luftdichten Behälter verpackt für mindestens eine Stunde in den Kühlschrank stellen.

Die Pralinen halten sich im Kühlschrank bis zu einer Woche.

Glossar

Antioxidans   In Lebensmitteln natürlich vorkommende beziehungsweise auch künstlich hergestellte Substanzen, durch deren Verzehr der oxidative Stress auf unsere Körperzellen verringert wird.

Autophagie   Der Prozess, in dem Zellen ihre eigenen Bestandteile abbauen und Abfallstoffe sowie Ablagerungen recyceln, um sie als Energiequelle zu verwenden. Vor allem in Phasen zellulärer Belastung kommt es vermehrt zu Autophagie.

Blaue Zonen   Bestimmte Regionen der Welt, wo sich Menschen besonders sirtfoodreich ernähren und außergewöhnlich lange gesund und zufrieden leben.

Circadianer Rhythmus   Unsere natürliche innere Uhr, die im 24-Stunden-Zyklus läuft und die Aktivität sowie Effizienz vieler wichtiger körperlicher Prozesse abhängig von der Tageszeit regelt, beispielsweise Schlaf und wie wir Nahrung verarbeiten.

DHA (Docosahexaensäure)   Eine der beiden wichtigsten Omega-3-Fettsäuren (neben EPA), die vorwiegend in fettem Fisch und Meerespflanzen wie Algen enthalten ist. Sie steigert die Aktivität unserer Sirtuine und verbessert somit unseren Gesundheitszustand.

Entzündungsaltern oder Inflammaging   Eine anhaltende, schwache Entzündung, zu der es mit fortschreitendem Alter kommt und die das Risiko für zahlreiche chronische Krankheiten erhöht.

EPA (Eicosapentaensäure)   Eine der beiden wichtigsten Omega-3-Fettsäuren (neben DHA), die vorwiegend in fettem Fisch enthalten ist; sie steigert die Aktivität unserer Sirtuine und wirkt sich somit positiv auf unseren Gesundheitszustand aus.

Gen   Ein Abschnitt unserer DNA, sozusagen der Konstruktionsplan unseres Körpers. Wird ein Gen aktiviert, signalisiert es dem Körper, Proteine zu bilden, die Einfluss auf die Funktionsweise unserer Zellen nehmen.

Hormesis   Bezeichnet die Hypothese, dass giftige Substanzen oder Belastungen, die in hohen Mengen schädlich oder tödlich wären, in geringen Dosen eine positive Wirkung auf uns haben können. Beispiele hierfür sind Sport oder Fasten.

Intermittierendes Fasten   Überbegriff für Diäten, deren Gemeinsamkeit darin besteht, dass sich Phasen der Kalorienrestriktion (Fastentage) mit Zeiten, in denen nach Belieben gegessen wird, abwechseln. Für gewöhnlich ist die Zahl der Fastentage auf ein bis drei Tage pro Woche begrenzt, wobei diese normalerweise intensiver ausfallen als eine normale Kalorienrestriktion.

Kalorienrestriktion   Vorsätzliche Begrenzung der Kalorienzufuhr als Ernährungsmaßnahme, die darauf abzielt, das Gewicht zu reduzieren, den Gesundheitszustand zu verbessern und die Lebenserwartung zu verlängern.

Leucin   Eine essentielle Aminosäure, die Bestandteil von Proteinen aus der Nahrung ist. Proteine verstärken effektiv die positive Wirkung von Sirtfoods, weshalb eine Sirtuin-Diät auch reich an Proteinen sein sollte.

Master-Regulator   Ein Gen beziehungsweise Molekül, das Einfluss auf Gene an der Spitze unserer genetischen Hierarchie ausübt und andere Gene, die sich auf den Stufen darunter befinden, steuert und kontrolliert.

Mitochondrien   Winzige Strukturen in einer Zelle, die Nährstoffe spalten und Energie produzieren. Sie versorgen die Zelle mit Treibstoff, damit diese ihre Funktion ausüben kann. Muskelzellen benötigen sehr viel Energie und enthalten daher besonders viele Mitochondrien.

mTOR (mechanistic/mammalian Target of Rapamycin) Reguliert das Wachstum unserer Körperzellen. Seine Aktivität muss jedoch in Schach gehalten werden, da dies ansonsten die Entstehung von Krankheiten begünstigt. Bestimmt wird die Aktivität von mTOR vor allem durch unsere Essgewohnheiten.

Muskelzuwachsbereinigter Gewichtsverlust Mithilfe dieser Methode kann der Gewichtsverlust so berechnet werden, dass er nicht mehr von an sich erstrebenswertem Muskelzuwachs verzerrt wird. Veränderungen der allgemeinen Körperzusammensetzung lassen sich auf diese Weise sehr viel genauer bestimmen als rein durch die Zahl der verlorenen Kilos.

PGC-1α (Peroxisome proliferator-activated receptor-γ coactivator 1 alpha) Spielt eine zentrale Rolle bei der Regulation des Energiestoffwechsels, der die Biogenese der Mitochondrien in unseren Zellen stimuliert (siehe Mitochondrien, weiter oben).

Polyphenole Eine große Gruppe natürlicher Verbindungen, die Teil der pflanzlichen Verteidigungsstrategie gegen Umweltbelastungen ist. Durch den Verzehr bestimmter Polyphenole werden unsere Sirtuine aktiviert, ein Prozess, auf dem ein Großteil der positiven Wirkung der Sirtuin-Diät beruht.

PPAR γ (Peroxisom-Proliferator-aktivierter Rezeptor-γ)
Ein Hauptregulator des Zellstoffwechsels, der jene
Gene aktiviert, die eine wesentliche Rolle bei der Syn-
these und Einlagerung von Fetten spielen.

Sirt-1 Das am gründlichsten erforschte Sirtuin seiner
Familie und zugleich das wichtigste im Rahmen einer
geplanten Gewichtsreduktion. Dieses Enzym wird aktiviert, sobald eine Körperzelle oxidativem Stress ausgesetzt ist. Zahlreiche gesundheitliche und Anti-Aging-
Effekte stehen damit in Zusammenhang.

Sirtfood Ein Lebensmittel mit einem besonders hohen
Gehalt an bestimmten Polyphenolen, durch dessen Verzehr unsere Sirtuine aktiviert werden können.

Sirtuine Eine uralte Enzymgruppe, über die jeder
Mensch verfügt; diese werden aktiviert, sobald unsere
Zellen Stress ausgesetzt sind. Sirtuine spielen eine zentrale Rolle in den Bereichen Gesundheit, Prävention
von Krankheiten und Alterung. Wir Menschen verfügen über sieben verschiedene Sirtuine (Sirt-1 bis Sirt-7),
wobei Sirt-1 und Sirt-3 aufgrund ihrer tragenden Rolle
im menschlichen Energiehaushalt für uns am wichtigsten sind.

Stammzelle Eine bestimmte Zellform, die alle Typen
körperlicher Zellen bilden kann.

Westliche Ernährung   Die typische Ernährung, wie sie in Ländern mit hoher Industrialisierung und modernen Essgewohnheiten üblich ist und im Großen und Ganzen der genaue Gegensatz zu der Ernährung in den Blauen Zonen (siehe Blaue Zonen, weiter oben). Die westliche Ernährung ist gekennzeichnet durch einen hohen Anteil verarbeiteter und raffinierter Lebensmittel sowie durch einen eklatanten Mangel an nährstoffreicher, pflanzlicher Nahrung, insbesondere Sirtfoods.

Xenohormesis   Ein biologisches Phänomen, demzufolge sich Menschen die Stressreaktionen von Pflanzen zunutze machen können. Durch den Verzehr dieser Pflanzen erfährt man eine Fülle vorteilhafter Auswirkungen. Grund sind die von ihnen produzierten Polyphenole.

Quellenangaben

Einleitung

1. Hill, A.J. »Does dieting make you fat?« *Br J Nutr* **92** Suppl 1, S15–18 (2004).
2. Harvie, M.N., et al. »The effects of intermittent or continuous energy restriction on weight loss and metabolic disease risk markers: A randomized trial in young overweight women.« *Int J Obes (Lond)* **35**, 714–27 (2011).
3. Howitz, K.T., et al. »Small molecule activators of sirtuins extend Saccharomyces cerevisiae lifespan.« *Nature* **425**, 191–6 (2003).
4. Wang, L., Lee, I.M., Manson, J.E., Buring, J.E., & Sesso, H.D. »Alcohol consumption, weight gain, and risk of becoming overweight in middle-aged and older women.« *Arch Intern Med* **170**, 453–61 (2010).
5. Malhotra, A. Maruthappu, M., & Stephenson, T. »Healthy eating: An NHS priority A sure way to improve health outcomes for NHS staff and the public.« *Postgrad Med J* **90**, 671–2 (2014).

6. Zitiert nach der Luther-Bibel, revidierter Text von 1984, Daniel 1, 8-16

7. Agudelo, L.Z., et al. »Skeletal muscle PGC-1alpha modulates kynurenine metabolism and mediates resilience to stress-induced depression.« *Cell* **159**, 33–45 (2014).

Kapitel 1 Sirtuine – was wissenschaftlich dahintersteckt

8. Li, X. »Sirt1 and energy metabolism.« *Acta Biochim Biophys Sin* (Shanghai) **45**, 51–60 (2013).

9. Morris, B.J. »Seven sirtuins for seven deadly diseases of aging.« *Free Radic Biol Med* **56**, 133–71 (2013).

10. Fontana, L., Partridge, L., & Longo, V.D. »Extending healthy life span–from yeast to humans.« *Science* **328**, 321–6 (2010).

11. Ebd.

12. Haigis, M.C., & Guarente, L.P. »Mammalian sirtuins–emerging roles in physiology, aging, and calorie restriction.« *Genes Dev* **20**, 2913–21 (2006).

13. Radak, Z., et al. »Redox-regulating sirtuins in aging, caloric restriction, and exercise.« *Free Radic Biol Med* **58**, 87–97 (2013).

14. Selinger, J.C., O'Connor, S.M., Wong, J.D., & Donelan, J.M. »Humans can continuously optimize energetic cost during walking.« *Curr Biol* **25**, 2452–6 (2015).

15. Schnohr, P., O'Keefe, J.H., Marott, J.L., Lange, P., & Jensen, G.B. »Dose of jogging and long-term mortality: The Copenhagen City Heart Study.« *J Am Coll Cardiol* **65**, 411–9 (2015).

16. Mons, U., Hahmann, H., & Brenner, H. »A reverse J-shaped association of leisure time physical activity with prognosis in patients with stable coronary heart disease: Evidence from a large cohort with repeated measurements.« *Heart* **100**, 1043–9 (2014).

Kapitel 2 Kampf dem Fett

17. Bordone, L., et al. »Sirt1 transgenic mice show phenotypes resembling calorie restriction.« *Aging Cell* **6**, 759–67 (2007).

18. Chalkiadaki, A., & Guarente, L. »High-fat diet triggers inflammation-induced cleavage of Sirt1 in adipose tissue to promote metabolic dysfunction.« *Cell Metab* **16**, 180-8 (2012).

19. Costa Cdos, S., et al. »Sirt1 transcription is decreased in visceral adipose tissue of morbidly obese patients with severe hepatic steatosis.« *Obes Surg* **20**, 633–9 (2010).

20. Pedersen, S.B., Olholm, J., Paulsen, S.K., Bennetzen, M.F., & Richelsen, B. »Low Sirt1 expression, which is upregulated by fasting, in human adipose tissue from obese women.« *Int J Obes* (Lond) **32**, 1250–5 (2008).

21. Zillikens, M.C., et al. »Sirt1 genetic variation is related to BMI and risk of obesity.« *Diabetes* **58**, 2828–34 (2009).

22. Tontonoz, P., & Spiegelman, B.M. »Fat and beyond: The diverse biology of PPARgamma.« *Annu Rev Biochem* **77**, 289–312 (2008).

23. Picard, F., et al. »Sirt1 promotes fat mobilization in white adipocytes by repressing PPAR-gamma.« *Nature* **429**, 771–6 (2004).

24. Qiang, L., et al. »Brown remodeling of white adipose tissue by Sirt1-dependent deacetylation of PPAR-gamma.« *Cell* **150**, 620–32 (2012).

25. Li, X. »Sirt1 and energy metabolism.« *Acta Biochim Biophys Sin* (Shanghai) **45**, 51–60 (2013).

26. Akieda-Asai, S., et al. »Sirt1 regulates thyroid-stimulating hormone release by enhancing PIP5Kgamma activity through deacetylation of specific lysine residues in mammals.« *PLoS One* **5**, e11755 (2010).

27. Sasaki, T., et al. »Induction of hypothalamic Sirt1 leads to cessation of feeding via agouti-related peptide.« *Endocrinology* **151**, 2556–66 (2010).

28. Sasaki, T., et al. »Hypothalamic Sirt1 prevents age-associated weight gain by improving leptin sensitivity in mice.« *Diabetologia* **57**, 819–31 (2014).

Kapitel 3 Master-Regulatoren des Muskelwachstums

29. Sharples, A.P., et al. »Longevity and skeletal muscle mass: The role of IGF signalling, the sirtuins, dietary restriction and protein intake.« *Aging Cell* **14**, 511–23 (2015).

30. Diaz-Ruiz, A., Gonzalez-Freire, M., Ferrucci, L., Bernier, M., & de Cabo, R. »Sirt1 synchs satellite cell metabolism with stem cell fate.« *Cell Stem Cell* **16**, 103–4 (2015).

31. Rathbone, C.R., Booth, F.W., & Lees, S.J. »Sirt1 increases skeletal muscle precursor cell proliferation.« *Eur J Cell Biol* **88**, 35–44 (2009).

32. Lee, D., & Goldberg, A.L. »Sirt1 protein, by blocking the activities of transcription factors FoxO1 and FoxO3, inhibits muscle atrophy and promotes muscle growth.« *J Biol Chem* **288**, 30515–26 (2013).

33. Ryall, J.G., et al. »The NAD(+)-dependent Sirt1 deacetylase translates a metabolic switch into regulatory epigenetics in skeletal muscle stem cells.« *Cell Stem Cell* **16**, 171–83 (2015).

34. Lee & Goldberg, »Sirt1 protein«.

35. Sharples, »Longevity and skeletal muscle mass«.

36. Lee & Goldberg, »Sirt1 protein«.

37. Ebd.

38. Sharples, »Longevity and skeletal muscle mass«.

39. Sousa-Victor, P., García-Prat, L., Serrano, A.L., Perdiguero, E. & Muñoz-Cánoves, P. »Muscle stem cell

aging: Regulation and rejuvenation.« *Trends Endocrinol Metab* **26**, 287–96 (2015).

40. Tonkin, J., Villarroya, F., Puri, P.L., & Vinciguerra, M. »Sirt1 signaling as potential modulator of skeletal muscle diseases.« *Curr Opin Pharmacol* **12**, 372–6 (2012).

41. Cohen, S., Nathan, J.A., & Goldberg, A.L. »Muscle wasting in disease: Molecular mechanisms and promising therapies.« *Nat Rev Drug Discov* **14**, 58–74 (2015).

Kapitel 4 Wunder des Wohlbefindens

42. Ma, L., & Li, Y. »Sirt1: Role in cardiovascular biology.« *Clin Chim Acta* **440**, 8–15 (2015).

43. Ebd.

44. Milne, J.C., et al. »Small molecule activators of Sirt1 as therapeutics for the treatment of type 2 diabetes.« *Nature* **450**, 712–6 (2007).

45. Fu, L., et al. »Leucine amplifies the effects of metformin on insulin sensitivity and glycemic control in diet-induced obese mice.« *Metabolism* **64**, 845–56 (2015).

46. Wang, J., et al. »The role of Sirt1: At the crossroad between promotion of longevity and protection against Alzheimer's disease neuropathology.« *Biochim Biophys Acta* **1804**, 1690–4 (2010).

47. Giblin, W., Skinner, M.E., & Lombard, D.B. »Sirtuins: guardians of mammalian healthspan.« *Trends Genet* **30**, 271–86 (2014).

48. Iyer, S., et al. »Sirtuin1 (Sirt1) promotes cortical bone formation by preventing beta-catenin sequestration by FoxO transcription factors in osteoblast progenitors.« *J Biol Chem* **289**, 24069–78 (2014).

49. Wilking, M.J., & Ahmad, N. »The role of Sirt1 in cancer: The saga continues.« *Am J Pathol* **185**, 26–8 (2015).

Kapitel 5 Sirtfoods

50. Leitzmann, M.F., et al. »Physical activity recommendations and decreased risk of mortality.« *Arch Intern Med* **167**, 2453–60 (2007).

51. Kennedy, D.O. »Polyphenols and the human brain: Plant ›secondary metabolite‹ ecologic roles and endogenous signaling functions drive benefits.« *Adv Nutr* **5**, 515–33 (2014).

52. Hooper, P.L., Hooper, P.L., Tytell, M., & Vigh, L. »Xenohormesis: Health benefits from an eon of plant stress response evolution.« *Cell Stress Chaperones* **15**, 761–70 (2010).

53. Ebd.

54. Howitz, K.T., & Sinclair, D.A. »Xenohormesis: Sensing the chemical cues of other species.« *Cell* **133**, 387–91 (2008).

55. Howitz, K.T., et al. »Small molecule activators of sirtuins extend Saccharomyces cerevisiae lifespan.« *Nature* **425**, 191–6 (2003).

56. Madeo, F., Pietrocola, F., Eisenberg, T., & Kroemer, G. »Caloric restriction mimetics: Towards a molecular definition.« *Nat Rev Drug Discov* **13**, 727–40 (2014).

Kapitel 6 Sirtfoods in aller Welt

57. Bayard, V., Chamorro, F., Motta, J., & Hollenberg, N.K. »Does flavanol intake influence mortality from nitric oxide-dependent processes? Ischemic heart disease, stroke, diabetes mellitus, and cancer in Panama.« *Int J Med Sci* **4**, 53–8 (2007).

58. Shrime, M.G., et al. »Flavonoid-rich cocoa consumption affects multiple cardiovascular risk factors in a meta-analysis of short-term studies.« *J Nutr* **141**, 1982–8 (2011).

59. Hooper, L., et al. »Effects of chocolate, cocoa, and flavan-3-ols on cardiovascular health: A systematic review and meta-analysis of randomized trials.« *Am J Clin Nutr* **95**, 740–51 (2012).

60. Duarte, D.A., et al. »Polyphenol-enriched cocoa protects the diabetic retina from glial reaction through the sirtuin pathway.« *J Nutr Biochem* **26**, 64–74 (2015).

61. Martin, M.A., Goya, L., & Ramos S. »Potential for preventive effects of cocoa and cocoa polyphenols in cancer.« *Food Chem Toxicol* **56**, 336-51 (2013).

62. Brickman, A.M., et al. »Enhancing dentate gyrus function with dietary flavanols improves cognition in older adults.« *Nat Neurosci* **17**, 1798–803 (2014).

63. Hutchins-Wolfbrandt, A., & Mistry, A.M. »Dietary turmeric potentially reduces the risk of cancer.« *Asian Pac J Cancer Prev* **12**, 3169–73 (2011).

64. Panahi, Y., et al. »Antioxidant and anti-inflammatory effects of curcuminoid-piperine combination in subjects with metabolic syndrome: A randomized controlled trial and an updated meta-analysis.« *Clin Nutr* (2015).

65. Kuptniratsaikul, V., Thanakhumtorn, S., Chinswangwatanakul, P., Wattanamongkonsil, L., & Thamlikitkul, V. »Efficacy and safety of Curcuma domestica extracts in patients with knee osteoarthritis.« *J Altern Complement Med* **15**, 891–7 (2009).

66. Lee, M.S., et al. »Turmeric improves post-prandial working memory in pre-diabetes independent of insulin.« *Asia Pac J Clin Nutr* **23**, 581–91 (2014).

67. Sofi, F., Cesari, F., Abbate, R., Gensini, G.F., & Casini, A. »Adherence to Mediterranean diet and health status: Meta-analysis.« *BMJ* **11**, 337:a1344 (2008).

68. Estruch, R., et al. »Primary prevention of cardiovascular disease with a Mediterranean diet.« *N Engl J Med* **368**, 1279–90 (2013).

69. Salas-Salvado, J., et al. »Prevention of diabetes with Mediterranean diets: A subgroup analysis of a randomized trial.« *Ann Intern Med* **160**, 1–10 (2014).

70. Estruch, R. »Anti-inflammatory effects of the Mediterranean diet: The experience of the PREDIMED study.« *Proc Nutr Soc* **69**, 333–40 (2010).

71. Valls-Pedret, C., et al. »Mediterranean diet and age-

related cognitive decline: A randomized clinical trial.«
JAMA Intern Med **175**, 1094–103 (2015).

72. Razquin, C., et al. »The Mediterranean diet protects against waist circumference enlargement in 12Ala carriers for the PPARgamma gene: 2 years' follow-up of 774 subjects at high cardiovascular risk.« *Br J Nutr* **102**, 672–9 (2009).

73. Ibarrola-Jurado, N., et al. »Cross-sectional assessment of nut consumption and obesity, metabolic syndrome and other cardiometabolic risk factors: The PREDIMED study.« *PLoS One* **8**, e57367 (2013).

Kapitel 7 Die Sirtuin-Diät

74. Hertog, M.G., et al. »Flavonoid intake and long-term risk of coronary heart disease and cancer in the seven countries study.« *Arch Intern Med* **155**, 381–6 (1995).

75. Ebd.

76. Biagi, M., & Bertelli, A.A. »Wine, alcohol, and pills: What future for the French paradox?« *Life Sci* **131**, 19–22 (2015).

77. Ortuño, J., et al. »Matrix effects on the bioavailability of resveratrol in humans.« *Food Chemistry* **120**, 1123–1130 (2010).

78. Eseberri, I., Miranda, J., Lasa, A., Churruca, I., & Portillo, M.P. »Doses of quercetin in the range of serum concentrations exert delipidating effects in 3T3-L1

preadipocytes by acting on different stages of adipogenesis, but not in mature adipocytes.« *Oxid Med Cell Longev* **2015**, 480943 (2015).

79. Scheepens, A., Tan, K., & Paxton, J.W. »Improving the oral bioavailability of beneficial polyphenols through designed synergies.« *Genes Nutr* **5**, 75–87 (2010).

80. Bohn, T. »Dietary factors affecting polyphenol bioavailability.« *Nutr Rev* **72**, 429–52 (2014).

81. Yu, Y., et al. »Green tea catechins: A fresh flavor to anticancer therapy.« *Apoptosis* **19**, 1–18 (2014).

82. Bruckbauer, A., & Zemel, M.B. »Synergistic effects of polyphenols and methylxanthines with Leucine on AMPK/Sirtuin-mediated metabolism in muscle cells and adipocytes.« *PLoS One* **9**, e89166 (2014).

83. Bruckbauer, A., & Zemel, M.B. »Effects of dairy consumption on Sirt1 and mitochondrial biogenesis in adipocytes and muscle cells.« *Nutr Metab (Lond)* **8**, 91 (2011).

84. Feldman, J.L., Baeza, J., & Denu, J.M. »Activation of the protein deacetylase Sirt6 by long-chain fatty acids and widespread deacylation by mammalian sirtuins.« *J Biol Chem* **288**, 31350–6 (2013).

85. Wegner, D.M., Schneider, D.J., Carter, S.R. 3rd, & White, T.L. »Paradoxical effects of thought suppression.« *J Pers Soc Psychol* **53**, 5–13 (1987).

Kapitel 8 Phase 1: Sieben Pfund in sieben Tagen

86. Bohn, T. »Dietary factors affecting polyphenol bioavailability.« *Nutr Rev* **72**, 429–52 (2014).

87. Quinones, M., Al-Massadi, O., Ferno, J., & Nogueiras, R. »Cross-talk between Sirt1 and endocrine factors: Effects on energy homeostasis.« *Mol Cell Endocrinol* **397**, 42–50 (2014).

88. Duarte, G.S., & Farah, A. »Effect of simultaneous consumption of milk and coffee on chlorogenic acids' bioavailability in humans.« *J Agric Food Chem* **59**, 7925–31 (2011).

89. Hursel, R., & Westerterp-Plantenga, M.S. »Consumption of milk-protein combined with green tea modulates diet-induced thermogenesis.« *Nutrients* **3**, 725–33 (2011).

90. Green, R.J., Murphy, A.S., Schulz, B., Watkins, B.A., & Ferruzzi, M.G. »Common tea formulations modulate in vitro digestive recovery of green tea catechins.« *Mol Nutr Food Res* **51**, 1152–62 (2007).

91. Crozier, A., Lean, M.E., McDonald, M.S., & Black, C. »Quantitative analysis of the flavonoid content of commercial tomatoes, onions, lettuce, and celery.« *Journal of Agricultural and Food Chemistry* **45**, 590–595 (1997).

92. Bastian, B., Jetten, J., & Ferris, L.J. »Pain as social glue: Shared pain increases cooperation.« *Psychol Sci* **25**, 2079–85 (2014).

93. Lv, J., et al. »Consumption of spicy foods and total and cause specific mortality: Population based cohort study.« *BMJ* **351**, h3942 (2015).

94. Ding, M., Bhupathiraju, S.N., Chen, M., van Dam, R.M., & Hu, F.B. »Caffeinated and decaffeinated coffee consumption and risk of type 2 diabetes: A systematic review and a dose-response meta-analysis.« *Diabetes Care* **37**, 569–86 (2014).

95. Bohn, S.K., Blomhoff, R., & Paur, I. »Coffee and cancer risk, epidemiological evidence, and molecular mechanisms.« *Mol Nutr Food Res* **58**, 915–30 (2014).

96. Wirdefeldt, K., Adami, H.O., Cole, P., Trichopoulos, D., & Mandel, J. »Epidemiology and etiology of Parkinson's disease: A review of the evidence.« *Eur J Epidemiol* **26 Suppl 1**, S1–58 (2011).

97. Masterton, G.S., & Hayes, P.C. »Coffee and the liver: A potential treatment for liver disease?« *Eur J Gastroenterol Hepatol* **22**, 1277–83 (2010).

98. Alkaabi, J.M., et al. »Glycemic indices of five varieties of dates in healthy and diabetic subjects.« *Nutr J* **10**, 59 (2011).

99. Vayalil, P.K. »Date fruits (Phoenix dactylifera Linn): an emerging medicinal food.« *Crit Rev Food Sci Nutr* **52**, 249–71 (2012).

100. Baliga, M.S., Baliga, B.R.V., Kandathil, S.M., Bhat, H.P., & Vayalil, P.K. »A review of the chemistry and pharmacology of the date fruits (Phoenix dactylifera L.).« *Food Research International* **44**, 1812–1822 (2011).

101. Torronen, R., et al. »Berries reduce postprandial insulin responses to wheat and rye breads in healthy women.« *J Nutr* **143**, 430–6 (2013).

Kapitel 9 Phase 2: Aufrechterhaltung

102. Antunes, L.C., Levandovski, R., Dantas, G., Caumo, W., & Hidalgo, M.P. »Obesity and shift work: Chronobiological aspects.« *Nutr Res Rev* **23**, 155–68 (2010).
103. Pan, A., Schernhammer, E.S., Sun, Q., & Hu, F.B. »Rotating night shift work and risk of type 2 diabetes: Two prospective cohort studies in women.« *PLoS Med* **8**, e1001141 (2011).

Kapitel 10 Sirtfoods ein Leben lang

104. Melnik, B.C. »Milk – a nutrient system of mammalian evolution promoting mTORC1-dependent translation.« *International Journal of Molecular Sciences* **16**, 17048–17087 (2015).
105. Liu, M. et al. »Resveratrol inhibits mTOR signaling by promoting the interaction between mTOR and DEP-TOR«. *J Biol Chem* **285**, 36387–94 (2010).
106. Aune, D., et al. »Dairy products and colorectal cancer risk: A systematic review and meta-analysis of cohort studies.« *Ann Oncol* **23**, 37–45 (2012).

107. Aune, D., et al. »Dairy products, calcium, and prostate cancer risk: A systematic review and meta-analysis of cohort studies.« *Am J Clin Nutr* **101**, 87–117 (2015).

108. Davoodi, H., Esmaeili, S., & Mortazavian, A. »Effects of milk and milk products consumption on cancer: A Review.« *Comprehensive Reviews in Food Science and Food Safety* **12**, 249–264 (2013).

109. Wiseman, M. »The second World Cancer Research Fund / American Institute for Cancer Research expert report. Food, nutrition, physical activity, and the prevention of cancer: A global perspective.« *Proc Nutr Soc* **67**, 253–6 (2008).

110. Persson, E., Graziani, G., Ferracane, R., Fogliano, V., & Skog, K. »Influence of antioxidants in virgin olive oil on the formation of heterocyclic amines in fried beefburgers.« *Food Chem Toxicol* **41**, 1587–97 (2003).

111. Gibis, M. »Effect of oil marinades with garlic, onion, and lemon juice on the formation of heterocyclic aromatic amines in fried beef patties.« *J Agric Food Chem* **55**, 10240–7 (2007).

112. Rohrmann, S., Hermann, S. & Linseisen, J. »Heterocyclic aromatic amine intake increases colorectal adenoma risk: Findings from a prospective European cohort study.« *Am J Clin Nutr* **89**, 1418–24 (2009).

113. Nerurkar, P.V., Le Marchand, L., & Cooney, R.V. »Effects of marinating with Asian marinades or western barbecue sauce on PhIP and MeIQx formation in barbecued beef.« *Nutr Cancer* **34**, 147–52 (1999).

114. Rong, Y., et al. »Egg consumption and risk of coronary heart disease and stroke: Dose-response meta-analysis of prospective cohort studies.« *BMJ* **346**, e8539 (2013).

115. Duffield-Lillico, A.J., et al. »Selenium supplementation, baseline plasma selenium status and incidence of prostate cancer: An analysis of the complete treatment period of the Nutritional Prevention of Cancer Trial.« *BJU Int* **91**, 608–12 (2003).

116. Rayman, M.P. »Food-chain selenium and human health: Emphasis on intake.« *Br J Nutr* **100**, 254–68 (2008).

117. Ebd.

118. Craig, W.J., Mangels, A.R., & American Dietetic Association. »Position of the American Dietetic Association: Vegetarian diets.« *J Am Diet Assoc* **109**, 1266–82 (2009).

119. Appleby, P., Roddam, A., Allen, N., & Key, T. »Comparative fracture risk in vegetarians and nonvegetarians in EPIC-Oxford.« *Eur J Clin Nutr* **61**, 1400–6 (2007).

120. Krajcovicova-Kudlackova, M., Buckova, K., Klimes, I., & Sebokova, E. »Iodine deficiency in vegetarians and vegans.« *Ann Nutr Metab* **47**, 183–5 (2003).

Rezeptregister

Register

Danksagung

Ganz herzlich möchten wir uns bei dem Experten für Gesundheitswesen Dr. Padhraig Ryan vom Trinity College in Dublin bedanken. Er hat einen wertvollen Beitrag zum Konzept der Studie sowie bei der Analyse und Zusammenfassung der Ergebnisse geleistet.

Ein riesiger Dank auch an Chefkoch Mark McCulloch für die Bereitstellung seiner großartigen Rezepte. Sie sind der beste Beweis dafür, dass gesunde Ernährung und köstliches Essen einander nicht ausschließen.

Unser Dank gilt außerdem Gideon Remfry und dem gesamten Team von KX. Nicht nur hatten sie stets ein offenes Ohr für all unsere Ideen, sondern haben darüber hinaus erst die Möglichkeit geschaffen, damit die Saat unserer Ideen aufgehen und prächtig gedeihen konnte. Wir hoffen von ganzem Herzen, dass die Veröffentlichung dieses Buches dazu beiträgt, die dringend benötigte Erforschung dieses spannenden Bereichs in Zukunft weiter voranzutreiben.

Zu guter Letzt möchten wir uns bei Eugenie Furniss und Rory Scarfe von Furniss Lawton bedanken. Sie haben das lebensverändernde Potential unserer Ideen sofort erfasst und standen uns auf dem gesamten Weg bis zur Realisierung dieses Buchprojekts unterstützend zur Seite.

Unsere Leseempfehlung

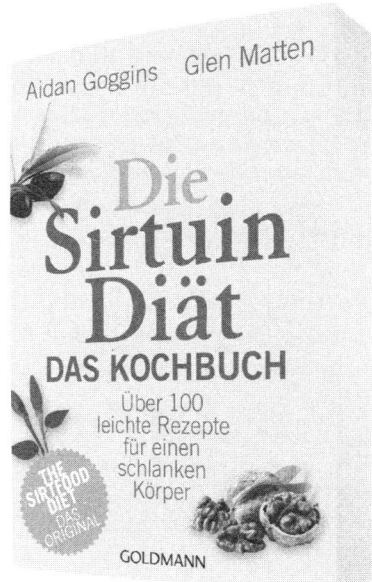

Aidan Goggins   Glen Matten

Die Sirtuin Diät
DAS KOCHBUCH

Über 100 leichte Rezepte für einen schlanken Körper

THE SIRTFOOD DIET DAS ORIGINAL

GOLDMANN

272 Seiten
Auch als E-Book
erhältlich

Endlich gibt es das umfassende Kochbuch zum großen Ernährungstrend aus England: der Sirtuin-Diät. Wer Abnehmen und Genuss bisher für Gegensätze gehalten hat, wird jetzt überrascht sein. Durch ausgeklügelte Gerichte mit leckeren Zutaten wie Avocados, Oliven, Ingwer und Brokkoli werden Fettverbrennungsenzyme in unserem Körper angeregt: die Sirtuine. Mit einfachen und leckeren Rezepten über 3 Kilo in 7 Tagen abnehmen – mit der Sirtuin-Diät hat es auch die international gefeierte Sängerin Adele geschafft. Probieren Sie es aus!

www.goldmann-verlag.de
www.facebook.com/goldmannverlag

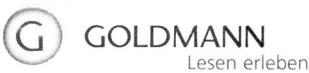

GOLDMANN
Lesen erleben

Unsere Leseempfehlung

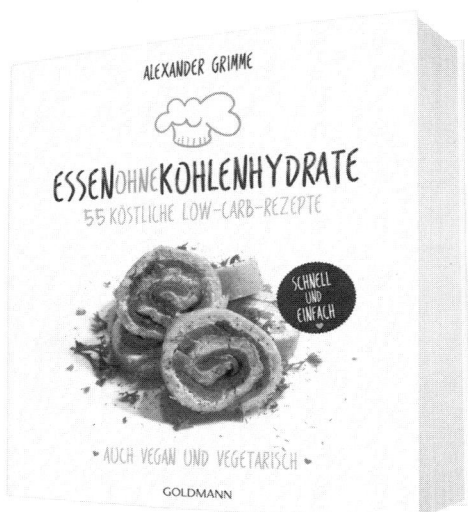

128 Seiten
Auch als E-Book
erhältlich

Der Senkrechtstarter im Food-Bereich: Alexander Grimmes einfache, schnelle und köstliche Rezepte überzeugten in kürzester Zeit zehntausende Leser und Hobbyköche. Denn sie zeigen, dass Low-Carb weder kompliziert noch aufwändig sein muss und gesundes Essen Spaß macht. Spielend leicht gelingt so eine ausgewogene Ernährung an jedem Tag.

Der Bestseller komplett überarbeitet und mit 15 zusätzlichen Rezepten, einer kurzen Einführung in das Thema „Low-Carb" und einem ausführlichen Register zur Rezept- und Zutatensuche.

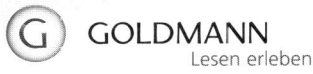

Unsere Leseempfehlung

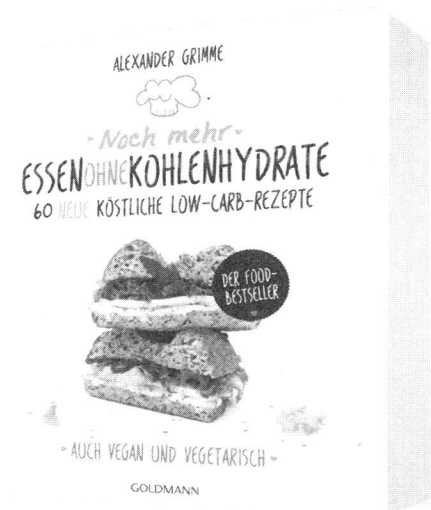

ALEXANDER GRIMME

Noch mehr

ESSEN OHNE **KOHLENHYDRATE**

60 NEUE KÖSTLICHE LOW-CARB-REZEPTE

DER FOOD-BESTSELLER

AUCH VEGAN UND VEGETARISCH

GOLDMANN

ca. 160 Seiten
Auch als E-Book
erhältlich

Von über eine halbe Million Fans lange erwartet, endlich da: Der zweite Band zum großen Online-Trend „Essen ohne Kohlenhydrate". Noch mehr köstliche Low-Carb-Rezepte, mit denen das Abnehmen spielend einfach und ohne schmerzlichen Verzicht gelingt.

www.goldmann-verlag.de
www.facebook.com/goldmannverlag

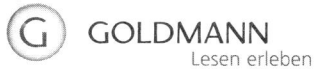 GOLDMANN
Lesen erleben

Unsere Leseempfehlung

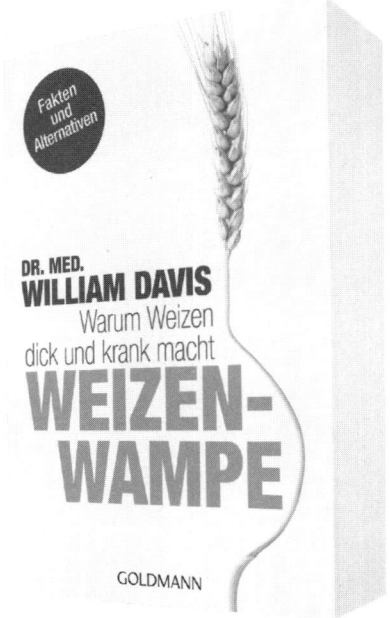

400 Seiten
Auch als E-Book
erhältlich

Brot, Gebäck, Pizza, Pasta – Weizen ist in unserer Nahrung allgegenwärtig. Doch kaum jemand weiß, was für ein gesundheitsschädigender Dickmacher das goldgelbe Korn ist. Denn in der zweiten Hälfte des 20. Jahrhunderts wurde das Getreide genetisch so verändert, dass es mit dem »Urweizen« nicht mehr viel gemein hat. Der »neue Weizen« macht dick, fördert Diabetes sowie den Alterungsprozess, schädigt Herz und Hirn und ist schlecht für die Haut. Dr. med. William Davis zeigt glutenfreie Ernährungsalternativen auf, und wie man gesund und schlank ohne Weizen leben kann.

www.goldmann-verlag.de
www.facebook.com/goldmannverlag

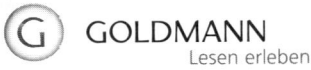

Unsere Leseempfehlung

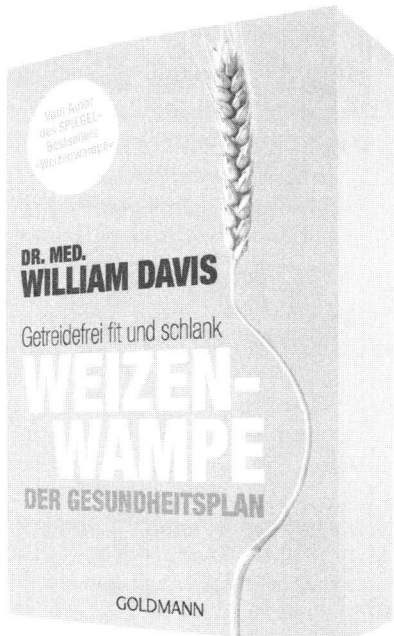

576 Seiten
Auch als E-Book
erhältlich

Das neue Praxisbuch von Dr. med. William Davis! In seinem Weltbestseller „Weizenwampe" klärte er uns über die gesundheitlichen Schäden von Getreidekonsum auf und lieferte mit seinen Kochbüchern viele kreative Ideen, sich glutenfrei zu ernähren. Der Gesundheitsplan geht nun einen Schritt weiter – mit vielen Tipps und Strategien gespickt, ist es Ihr Begleiter in ein gesundes und schlankes Leben ohne Weizen.

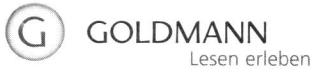

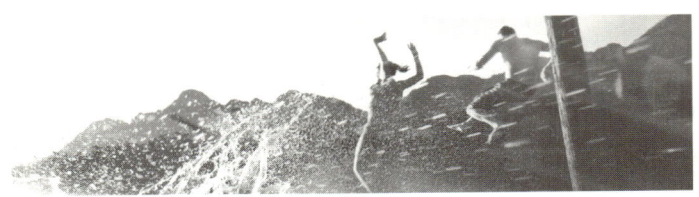

Um die ganze Welt des
GOLDMANN Verlages
kennenzulernen, besuchen Sie uns doch
im **Internet** unter:

www.goldmann-verlag.de

Dort können Sie
nach weiteren interessanten Büchern *stöbern*,
Näheres über unsere *Autoren* erfahren,
in *Leseproben* blättern, alle *Termine* zu Lesungen und
Events finden und den *Newsletter* mit interessanten
Neuigkeiten, Gewinnspielen etc. abonnieren.

Ein *Gesamtverzeichnis* aller Goldmann Bücher finden
Sie dort ebenfalls.

Sehen Sie sich auch unsere *Videos* auf YouTube an und
werden Sie ein *Facebook*-Fan des Goldmann Verlags!

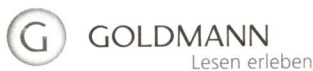

www.goldmann-verlag.de
www.facebook.com/goldmannverlag